行動変容のための
面接レッスン
行動カウンセリングの実践

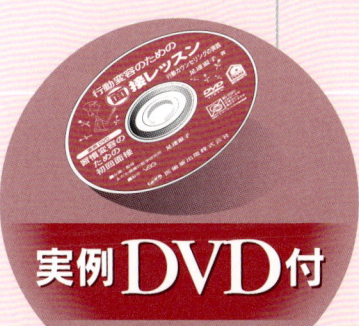

足達淑子 著

実例DVD付

医歯薬出版株式会社

This book was originally published in Japanese
under the title of :

K̲o̲d̲o̲h̲e̲n̲y̲o̲ ̲n̲o̲ ̲t̲a̲m̲e̲n̲o̲ ̲M̲e̲n̲s̲e̲t̲s̲u̲ ̲R̲e̲s̲s̲u̲n̲
—K̲o̲d̲o̲k̲a̲u̲n̲s̲e̲r̲i̲n̲g̲u̲ ̲n̲o̲ ̲J̲i̲s̲s̲e̲n̲
(Behavioral counseling)

A̲d̲a̲c̲h̲i̲, Yoshiko
　　Institute of Behavioral Health

© 2008　1st ed.
ISHIYAKU PUBLISHERS, INC.
　7-10, Honkomagome 1 chome, Bunkyo-ku,
　Tokyo 113-8612, Japan

表紙・本文デザイン
　M's 杉山光章
イラスト
　山下正人

はじめに

　情報技術がいくら発達しても，生のコミュニケーションには及ばない．むしろ情報社会である今，面接の技能は，対人サービスの基本として，より重要性を増しているようである．これは一種の職業スキルであって，身につけるには勉強しながら経験を重ねるしかない．これを行動療法では「行動形成（シェイピング）」という．新しい行動を少しずつ作るという意味である．

　行動療法による面接については，以前に書籍やビデオなどで紹介している．

　面接は「自分」を投じた全人的な行為であり，いつまでも新しく奥が深い．文字や映像ではとうてい表現しきれないもどかしさがあるし，名著を差し置き今さらという感もある．しかし『ライフスタイル療法（医歯薬出版, 2001年）』の基本技法として，改めて面接をとりあげ，その要点を整理するのも意味があると思うようになった．この間に，診療や教育，種々の介入研究から多くを学び，私自身も変化した．そして「行動療法」や「行動変容」が市民権を得た現在も，多くの保健専門家にとって行動療法面接（行動カウンセリング）は相変わらず難しい課題のようだからである．

　そこで，あらためて面接技術のわかりやすい入門書を作ることとした．

　行動療法は本来セルフケア支援であって，「指導」よりは心理学用語である「カウンセリング」がふさわしい．保健専門家は，職種を越えてクライアント（依頼者）に対するライフスタイルのカウンセラーであって欲しい．

　これが正しいという方法があるわけではないが，わかりやすさをモットーに，Q&A形式で項目を立てた．読者が読みながら学習を深められるように「セルフチェック」と「今日からできる実践課題」を盛り込んだ．また視覚的にイメージできるように，『習慣変容のための初回面接』のDVDと解説書を添えた．

　冒頭のプロローグは，本書全体を通し，もっとも読者に伝えたいメッセージである．特定保健指導が始まり「面接」の必要性に迫られている方も多いと思う．この機会にこの事業の本来の目的を見据えながら，面接の面白さや奥深さに触れ，自分なりのスタイルを築いていただくことを期待する．そのために本書が役に立てば何より嬉しく思う．

　2008年8月

　　　　　　　　　　　　　　　　　　　　　　　　　　　　　　　足達淑子

行動変容のための 面接レッスン
行動カウンセリングの実際

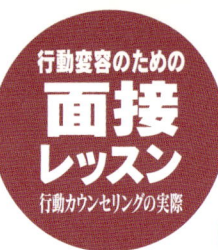

CONTENTS

Prologue 指導者から生活支援のカウンセラーに ……… 2
- 今の仕事のやり方を見直し，何が必要なのかを考える
- 愉しんで仕事をする，愉しくなるように仕事をする
- 指導者ではなく生活者としての視点を
- 「人」というものに関心を
- 社会の動きにも目を向ける
- コミュニケーション能力に磨きをかける
- 五感をフルに使う
- 結語に代えて

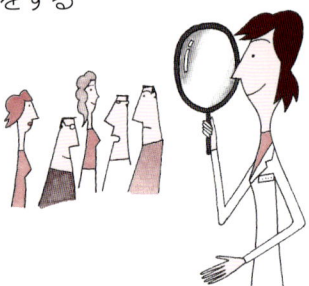

基礎編　行動カウンセリングを始める前に

1―カウンセリングにあたっての心の準備は ……………… 12
2―コミュニケーションをうまく行うためには ……………… 14
3―信頼されるカウンセラーになるには ………………… 16
4―良い聞き手になるには ……………………………… 18
5―クライアントに共感するとはどういうことか ………… 20
6―クライアントのありのままを受け入れるためには ……… 22
7―行動カウンセリングとは何か，いわゆる指導とはどこが
　　違うのか ……………………………………………… 24
8―行動療法のエッセンスとはどんなものか ……………… 26
9―食事や運動などを対象にするとき，とくに気をつけたいことは… 28
10―加療中，あるいは未受診で医療が必要な人への対応で
　　注意することは ……………………………………… 30

資料
　　面接の手順 …………………………………………… 32
　　動機づけ面接の評価 ………………………………… 33

実践編 Part-1　初回面接

1—クライアントが話しやすい空間を演出するには …………… 36
2—カウンセラーにふさわしい身だしなみとは …………… 38
3—カウンセリングにふさわしい話し方とは …………… 40
4—初対面のあいさつで心がけることは …………… 42
5—相手の言いたいことをどう引き出すか …………… 44
6—面接の時間配分はどうするか …………… 46
7—全人的な理解とはどんなことか，なぜそれが必要か ………… 48
8—習慣変容への準備性とは何か，それをどのように考えるか … 50
9—準備性に応じた対応とはどんなものか …………… 52
10—やる気を高めるための面接の留意点は …………… 54
11—行動変容に必要な情報を確実に理解させるためには
　　どうしたらよいか …………… 56
12—実行されやすい目標行動はどのようにして決めていくか …… 58
13—面接の終わり方―次へのつなぎ方はどうするか …………… 60

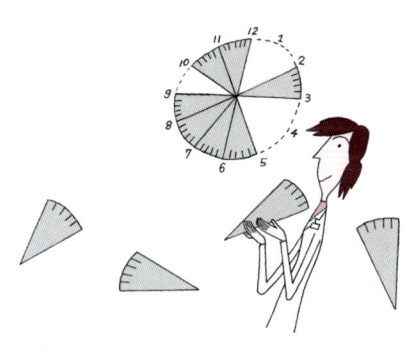

実践編 Part-2　次回以降の面接

1—2回目の面接はいつ行うのがベストか，そこでの目的は何か… 64
2—最初の出だしで気をつけることは …………… 66
3—行動の変化をどう確認するか（行動の評価）…………… 68
4—良い変化に注目するにはどうするか …………… 70
5—検査値や結果が悪かったとき，どう対応するか …………… 72
6—関係をより強くするために必要なこと …………… 74
7—助言を何ひとつ実行しなかったクライアントにはどうするか … 76

CONTENTS

 8―とりとめのないおしゃべりを元に戻すには ………………… 78
 9―相手に対する否定的な感情をどうコントロールするか ……… 80
 10―出した課題ができなかったときの対応は ………………… 82
 11―自己流に判断するクライアントにはどうするか ……………… 84
 12―過激（無理）な習慣改善に取り組むクライアントには
   どうするか ……………………………………………… 86
 13―予約を守らなかったときにはどうするか ………………… 88

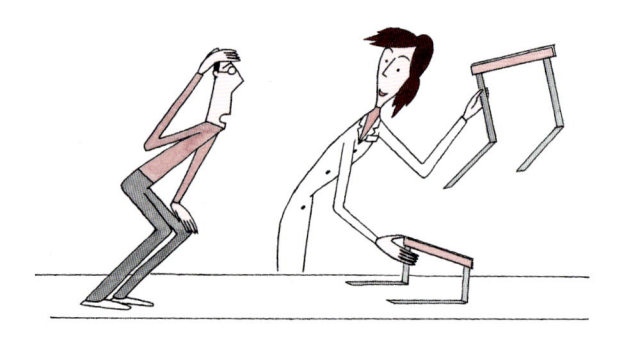

付録：習慣変容のための初回面接 行動カウンセリングの実際 DVD解説書 …… 91

 1―面接の準備 ………………………………………………… 93
 2―導入から見きわめまで …………………………………… 94
 3―準備性を見きわめる ……………………………………… 100
 4―グレーゾーンの人への対応 ……………………………… 103
 5―やる気のない人への対応 ………………………………… 107
 6―やる気のある人には ……………………………………… 110
 7―今の指導を見直してみよう ……………………………… 115

参考図書 ……………………………………………………… 117
索引 …………………………………………………………… 118

Prologue

指導者から生活支援のカウンセラーに

指導者から生活支援のカウンセラーに

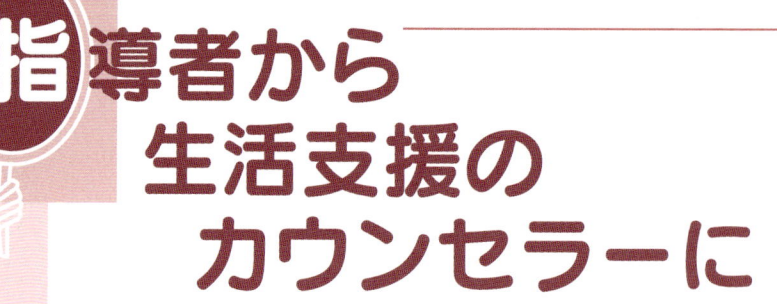

　医療制度改革にむけて，「行動変容」が保健指導上の緊急課題として，これまで以上に大きく取りあげられています．

　私は1999年まで東京都および福岡市で衛生行政に従事し，保健師さんたちと共に働いていました．精神医学の研修過程で1980年に山上敏子先生という行動療法の先駆者に出会って，行動療法の魅力に目覚めてからは，その対人保健サービスへの応用をライフワークと位置づけてきました．最近は生活習慣改善プログラムの開発や，その効果の確認がおもな仕事ですが，その関係から産業保健の現場をかいまみる機会も増えています．一方で精神科医として患者さんの診療にも携わっていますが，行動療法は，これらの種々の職業的活動から，日常の個人的な生活，たとえばペット犬とのつきあい方まで，どのように自分が考え，ふるまうかの指針となっているように思います．

　今回の「行動変容につながる保健指導」への一連の動きは，私には，指導者自身に自己変革，従来の保健医療活動からの発想の転換を迫られているかのように見えます．つまり，職業行動も習慣行動なので，その習慣を変える必要性が生じてきたというわけです．

　一般的に，習慣が変わるのは，その人自身の「意欲」と何を行うべきかという「知識」，そしてそれを習得するための「技術」の3拍子が揃ったときです．では私たちはこれからどのように，自らの行動変容を図っていったらよいのでしょうか．

　本稿では，対象者の行動変容につながる指導ができるようになるために，保健指導者にとって必要と思われる資質について，上記の3要素にからめながら，私が日ごろ自らに課していることも含め，整理してみたいと思います．

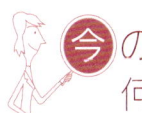

今の仕事のやり方を見直し，何が必要なのかを考える

　自分の仕事が役に立っている，意義があると実感できること．これが仕事のやりがいであり，職業人の誇りの源でしょう．そのためには「きっと役に立っているはず」あるいは「この方法しかない」という思い込みではなく，それを何らかの形でその結果を具体的に確認する作業が不可欠になります．

　自発的に来院した患者さんを対象とする臨床とは異なり，いわゆる保健指導においては，指導者の行動（指導）が相手の行動変容につながったのかどうか，よほど計画的に観ようとしないとわかりにくいものです．ですから，このような状況では，あいまいに，根拠のない判断を行ってしまいやすくなります．そしてこのような思い込みという落とし穴に陥ると，自分の行動を変える必要性も意欲も感じなくなってしまうでしょう．

　集中的なセミナー，結果説明後の個別面談，情報技術を駆使した教育など多くの指導現場でいろいろな試みがなされていますが，必ずしもその結果の評価は十分とはいえないようです．なかにはとても良い結果が得られているのに，それに気づかないケースも散見されます．まず，現在行っている行動変容を目的とした指導が，その目的を達しているのかどうか，客観的に評価してみましょう．それには，目的を明確にして，何をどのように評価するかをあらかじめ決めておきます．このような作業を重ねることで，良い結果が得られれば励みになり，逆に思わしくなければ「では，どうしようか」という次のステップへの課題が生まれてきます．

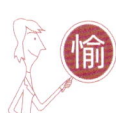

愉しんで仕事をする，愉しくなるように仕事をする

　仕事は愉しくあってほしいものです．もちろん愉しいだけであるはずもなく，その裏には無数の雑務や苦労があるはずですが．それでも，それを乗り越え，対象者が相談したくなる指導者であるためには，その人がいきいきと仕事をしていることが大切だと思います．行動変容には身

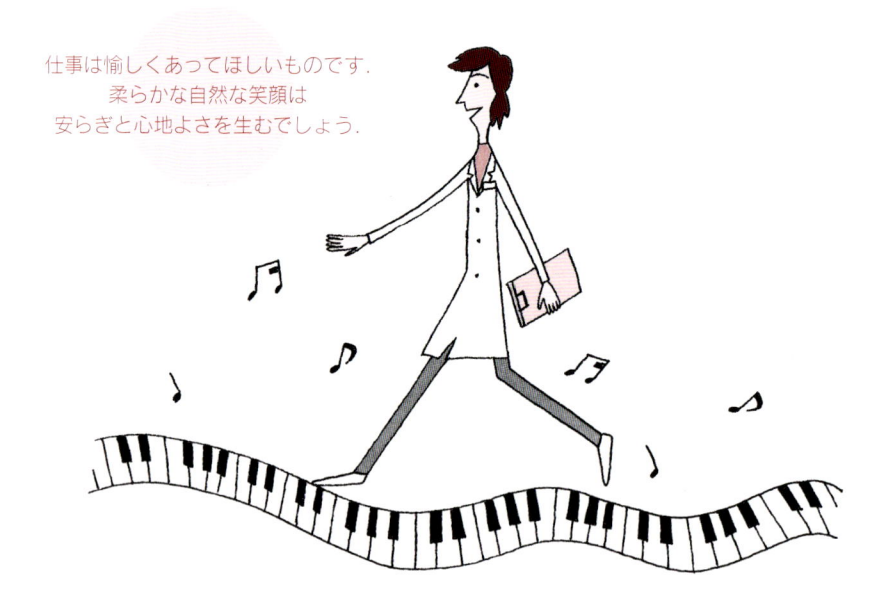

仕事は愉しくあってほしいものです．
柔らかな自然な笑顔は
安らぎと心地よさを生むでしょう．

体的にも精神的にもエネルギーが必要です．不機嫌な人，不健康そうな人には近づきたくないし，逆に柔らかな自然な笑顔は相手に安らぎと心地よさを生むでしょう．

いきいきと仕事をするために必要なことは，①きちんと食べて，よく眠り，自分自身の心身のコンディションを整えておくこと，②努力すれば達成できそうな，自分自身の仕事の目標や課題をみつけ着々と実行すること，③どんな仕事でも改善の余地はかならずありますから，それを探して，工夫してみること，④疲れきってしまうまで（うんざりするまで）仕事をしないこと，などでしょう．そのような，セルフコントロールをいつも心がけて，にこやかにふるまう習慣が身につけば，気持ちも考えもずいぶん変わってくるはずです．

どのような状況にあっても，「今，自分に何ができるか，どうしたらできるか」という行動療法の問題解決の思考法は，悲観論や無力感に陥らずに前向きに立ち向かうためのよりどころとなるでしょう．

そのほかに，仕事で頑張った後にはささいなこと（たとえば雑誌を買う，ドラマを見るなど）でよいから自分にご褒美を用意するのも上手なコントロール法です．そして，何かの機会に職業スキルの進歩を少しでも感じたら，そのたびにその進歩をしっかり噛みしめましょう．

指導者ではなく生活者としての視点を

　食べる，動く，眠る，くつろぐ，働くなど，行動変容の対象となる行動は，誰もが日常行っている，ごくごくふつうの営みです．私たちは，このような生活習慣を介入対象としているわけです．前項とも関連しますが，指導者は職業人としてだけではなく，プライベートな暮らしを重視する「よき生活者」でありたいものです．というのは，対象者のこれらの行動に働きかけようとするとき，それぞれの行動が，どんなときにどのように生じるのか，あるいは生じにくいのかという習慣行動の特徴を，頭だけではなく，体で理解していたいからです．それがわかっていないと，対象者の生活を想像したり，その難しさに共感したりすることができず，血の通った指導にならないと思うからです．

　つまり，このような，ふつうの何気ない日常生活の一つ一つの積み重ねが，大切な指導スキルになります．ですから，これらをじっくりとていねいに五感で味わいつくすこと．だとすると行動（生活習慣）変容の学習材料は，生活の周りのどこにでもあることになります．いずれの行動も，「刺激と反応」の関係でよく観察してみてください．たとえば，お酒はどんなときに飲みたくなって，そのときはどんなことを考えたり，どんな食べものを選んだりするのか．すると，今まで気づかなかったことがいろいろと見えてくるはずです．できれば，「朝1時間早く起きる」「掃除を毎日する」「外食を減らしてお弁当を作る」など何でもよいから，「ここが問題」「こんなふうになりたい」と思うことを，取り決めて実行してみませんか．「寝る前にストレッチを15分」といった簡単なことでも，毎日続けてみようとすると，いろいろなことがわかってくるでしょう．このような体験が多ければ多いほど，また深ければ深いほど，知識と技術が豊かになり，助言や支援の材料の引き出しが多くなるはずです．

「人」というものに関心を

　「人」は，測り知れない奥深さをもっています．いくつになっても自分の中にこんな一面があったのかと驚くことがありますし，人と人との関係も風のように流れていきます．また，ひとりとして同じ人はいないわ

けで，その意味でどんな人も個性的です．私は，診療所で初めての患者さんに出会うとき，とにかくまっさらな状態で，その人をよくわかりたいと願います．どんなにわかろうとしても，それはその人のごく一面でしかないのですが……．

　個々人はこんなに一人一人異なっているのに，一方で人には古今東西，変わらない喜怒哀楽などの反応や行動様式があります．悲しいときは，うなだれて，声も低く小さく，考えも後ろ向きになります．どんなときに人はどのように感じたり思ったり，ふるまったりするのか，また，個性とはそれらのどこがどう異なるのか…など，小説も映画も歴史も人についていろいろと教えてくれます．そして何よりも私たちの周りにいる実在の人たちが，「人」を知るための生きた先生でしょう．

　対人サービスを行う人に必要な資質の一つは，このような「人」に対する健全な好奇心ではないでしょうか．

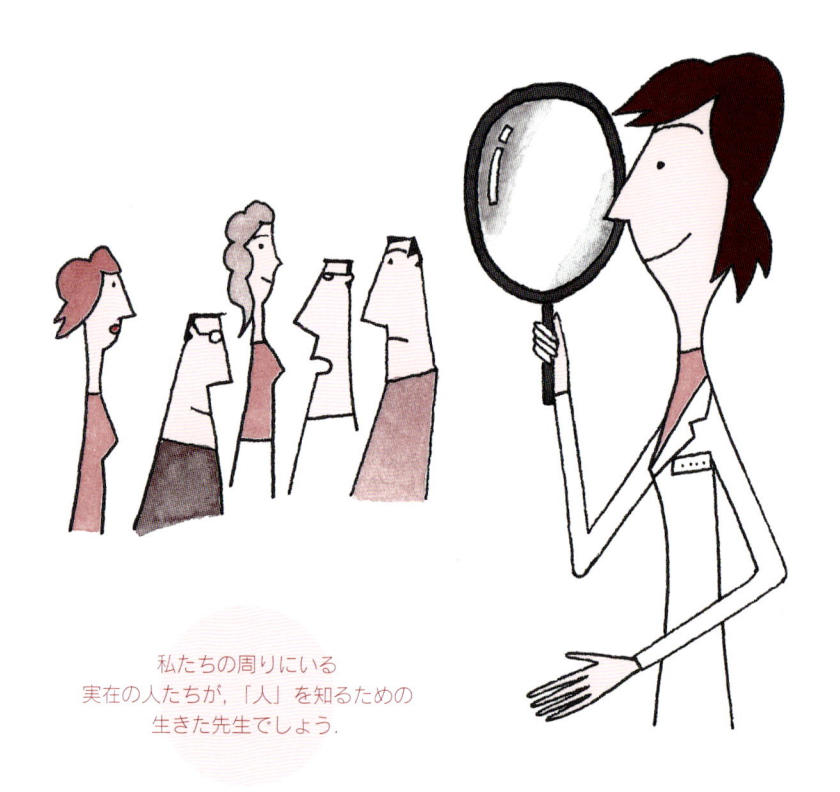

私たちの周りにいる実在の人たちが，「人」を知るための生きた先生でしょう．

社会の動きにも目を向ける

　個々人への関心の深さと同時に，相反するようですが，「社会」やその動きにも敏感でありたいものです．「社会」は個々人の集合体であり，私たちの行動を左右する重大な環境です．意識するとしないとにかかわらず，誰もが社会の一構成員であって，社会と無関係には生きてはいけません．そんなことは誰でも知っている常識だと思われるかもしれません．けれど，社会心理やマーケティングの視点に立つと，ふだんの暮らしの中からもっと貪欲に学ぶことができると思うのです．たとえば，どうやったら，大衆の関心を惹きつけることができるのか，経済界ではどのように消費者の購買行動を喚起しているのか，などはわれわれの仕事に必要な普遍的なスキルになるはずです．

　新聞，雑誌，テレビなどのマスメディアは，現在社会の大多数の関心や意見を代表しているでしょう．また，ウィンドウショッピングやタウンウォッチングも社会の「今」を体験する手段になります．新しい商品は，大衆の今の心理を敏感に反映していることでしょう．広告のデザインやキャッチコピーも人々の目を惹いて心に訴えようと必死です．このようにいたるところに「社会」を知るチャンスがあります．その意味では，仕事人間になりすぎず，適度に遊び，小説や雑誌も読み，映画も芝居も観ましょう．その積み重ねによって，対象とする個人の生活や行動に対して，イマジネーションを豊かにもてるようになるはずです．援助や助言には「ふつうの人」の感覚が必要であって，それは社会との接触の中でしか得られません．

　たとえていえば，社会は「森」で，人は「木」のようなものといえるでしょうか．

コミュニケーション能力に磨きをかける

　対人関係を決定づけるもの，これがコミュニケーションのよしあしです．これまで述べてきたことは，つまるところ，この能力をはぐくむ土壌のようなものです．

　良いコミュニケーションでは，相手と自分との間に，感情やことばが

良いコミュニケーションでは，相手と自分との間に，感情やことばが一方通行ではなく，キャッチボールのように行ったり来たりします．

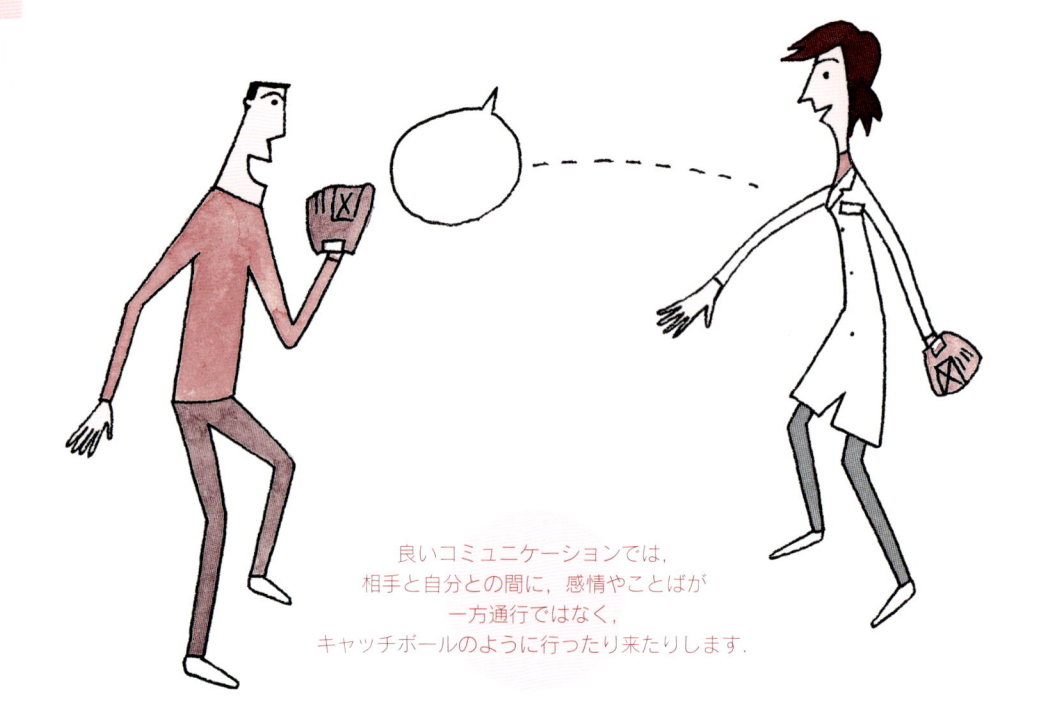

一方通行ではなく，キャッチボールのように行ったり来たりします．気ごころの知れた人と一緒に楽しく過ごす，あるいは大切に思う人に自分の思いをしっかりとわかってもらえた，こんなふうに実感できたとき，人は生きていてよかったと思い，またがんばろうという元気がでるのではないでしょうか．

　行動療法では，このコミュニケーションの能力も，体験や学習によって身につけていくスキルであると考えます．このスキルの良し悪しには生まれつきの勘の良さのようなものが影響するのは確かですが，このスキルは訓練によって誰でもある程度は上達することが可能です．

　そのための方法が，たとえば社会技術訓練（Social Skills Training）という方法で，その中心となる技法をとって自己主張訓練（Assertiveness Training）ともよばれることもあります．

　そこでスキルとみなされる行動は次のようなものです．たとえば，自分が置かれた立場や状況を的確に判断すること，相手のことばに耳を傾け気持ちや考えをすばやくキャッチすること，自分の考えや伝えたいことを言葉にすること，相手の気持ちを傷つけないように表現することな

どで，これらを適切に行うためには不快や怒りなどのネガティブな感情をうまく処理することも不可欠でしょう．これを感情コントロールといいます．

　カウンセリングで，よく「傾聴」や「共感」が必要といわれますが，いずれもコミュニケーションのスキルとして位置づけられるものです．これらの能力は仕事のときだけ高くなることはありえません．

五感をフルに使う

　そして，とくにコミュニケーションの開始時には，顔の表情や服装，身だしなみ，姿勢や動作などの非言語的要素（非言語コミュニケーションといいます）が印象の半分以上を占めることを覚えておきましょう．声やイントネーションなどによるものを準言語コミュニケーションとよびますが，これも言葉の意味や内容（言語コミュニケーション）と同様かそれ以上に大きなものです．

　患者さんを診察する際，話を聞く前にまず，表情や姿勢，声の力などから，心の状態をある程度おしはかることができます．同時に患者さんもこちらを観察し，すばやくいろいろと判断しているはずです．このように1対1のコミュニケーションでは，相手にとっては自分が刺激で，自分にとっては相手が刺激になります．対人関係というのは，人という刺激に対して互いに反応しあっている関係と言い換えることができます．直接会って話す面談は，前述の非言語，準言語，言語のすべてを含む全人的なコミュニケーションです．メールや電話では誤解が生じやすく，込み入った話や微妙なニュアンスを要する交流は直接会わないと始まらないのは，このような理由からです．

　このアンテナを鋭くするために，行動療法の立場からは，意識しながらふだんの生活の中で，場数を踏むことをお勧めします．とくに次のような実践がコミュニケーションスキルの向上に役立つでしょう．

①家庭や職場だけでなく，公共の場などでも，会釈をしたりお礼を言うなど，多くの人とさりげなくことばを交わす．
②感じの良い対応，不快な対応を経験したら，どこがどんなふうに良かったのか，逆に悪かったのか，その理由を具体的に考える．

③他人の服装や身だしなみをよく観察し，それが与える印象とどのように関係しているかを言葉で表してみる．
④初対面の人に会ったら，その特徴や印象を書き記してみる．
⑤子どもやお年寄り，まったく境遇の異なる人と雑談をする，ペットとお話する．

　まだまだありますが，これくらいにしましょう．要は，良いコミュニケーションに必要なスキルとはどのようなものであるかが具体的に明確になれば，それをどう訓練していけばよいかが，おのずから明らかになるでしょう．一流料亭の女将さんなどは，このスキルの名人です．対する人がリラックスして本音が言いたくなるように頭も気持ちもフルに働かせる，相手に合わせて柔軟に対応する，これが対人サービスの極意かと思います．

結語に代えて

　さて，ここまで読まれて果たして，ここでの提案を実践してみようと思われたでしょうか．知っていることばかり，あたりまえのことばかり，と思われたかもしれません．でもこれは，あなたが対象とする人にとっても同じことなのです．つまり，行動変容が成功するかどうかは，その人自身が現状に疑問や自覚をもち，自分にとって必要なスキルを高めたいと思うかどうかにかかっているのです．そのうえで，「知っていること」は，「できること」とは違うことをわかって，できるようになるために，実践をするしかありません．

　私の考える行動変容の指導とは，つまるところ，望ましい行動を明確にし，その人にできそうなこと，実行したら効果がでそうなことを一緒に探して，どうしたら実行できるかを一緒に考え一定期間続けさせるプロセス，そしてその努力を励まし続ける技術，なのです．

　　　（初出：「知っているスキル」から「できるスキル」に．月刊地域保健，平成18年11月号）

基礎編

行動カウンセリングを始める前に

基礎編：行動カウンセリングを始める前に

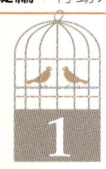

1 心の準備はカウンセリングにあたっての

Point
燃え尽きずに仕事を続けるために，カウンセラー自身にもセルフコントロールが必要．容易にはできなくても「そうありたい」と思うことで，少しずつは身につくはず．

気持ちにゆとりがもてるように体調を整える

　カウンセラーが不機嫌であったり，気持ちが滅入っていたり，疲れすぎていると，クライアントは安心して話ができない．食事や睡眠に注意して体調を良く保っておきたい．その時々で感情が動くのはしかたないが，機嫌の良し悪しや感情の起伏の大きさがストレートに顔に出ないように気をつけたい．相手がリラックスできるように，安心できるように，平常心と安定感を大切に，できるだけていねいに，親切に接するようにしよう．

自分自身を他人の視線で見てその特徴を知っておく

　「どんな人とは相性がよくて，どんな人とは悪い」とか，「はっきりとものを言い過ぎる」など，自分の性格やもののとらえ方，感じ方，コミュニケーションの特徴を知っておきたい．

　カウンセリングはカウンセラーとクライアントの個性と個性の組み合わせであるから，一組として同じではない．さらに，同じクライアントでも時間の経過で異なってくるので，1回，1回が真剣勝負のようなものである．自分のスタイルというものがしだいにできてくるが，その特徴を意識していると，クライアントを傷つけることが少なくなる．

相手の「ありのまま」を見て，受け入れる

　指導者や専門家の「アセスメント」は，結果的にクライアントにとっては批判や非難になってしまいやすい．クライアントになんらかの問題があるのは当然で，だからこそ面接に意味がある．それらの問題を「性格が悪いから」とか「心がけが悪いから」と考えてしまうと，何も解決策が浮かばないことになる．

　ありのままとは，先入観や思い込みを捨てて，「具体的にはどんな行動が問題なのか」「その問題がどのように生じているのか」という事実である．できるだけ正確にていねいに事実をとらえて，そこから出発する．これが行動カウンセリングのスタートになる．クライアントが抱えている「問題」とクライアントの「人格」を混同しないように．

心の準備

- 自分の調子（心と身体）を整えておく・・・平常心で，ていねいに暖かく，冷静で公平に
- 自分を客観視する・・・・・・・・・・・自分の対人交流のタイプ・癖など
- 相手のありのままを見て，受け入れる・・・先入観，思い込みを捨てる

Self-Check セルフチェック

心の準備していますか

- 食事や睡眠はきちんととっているか
- 今日の自分の調子がどうかを自覚しているか
- 太っているのは食べ過ぎているからと，内心は決めつけていないか
- 苦手なタイプの人には，なぜ苦手なのか理由を考えたことがあるか

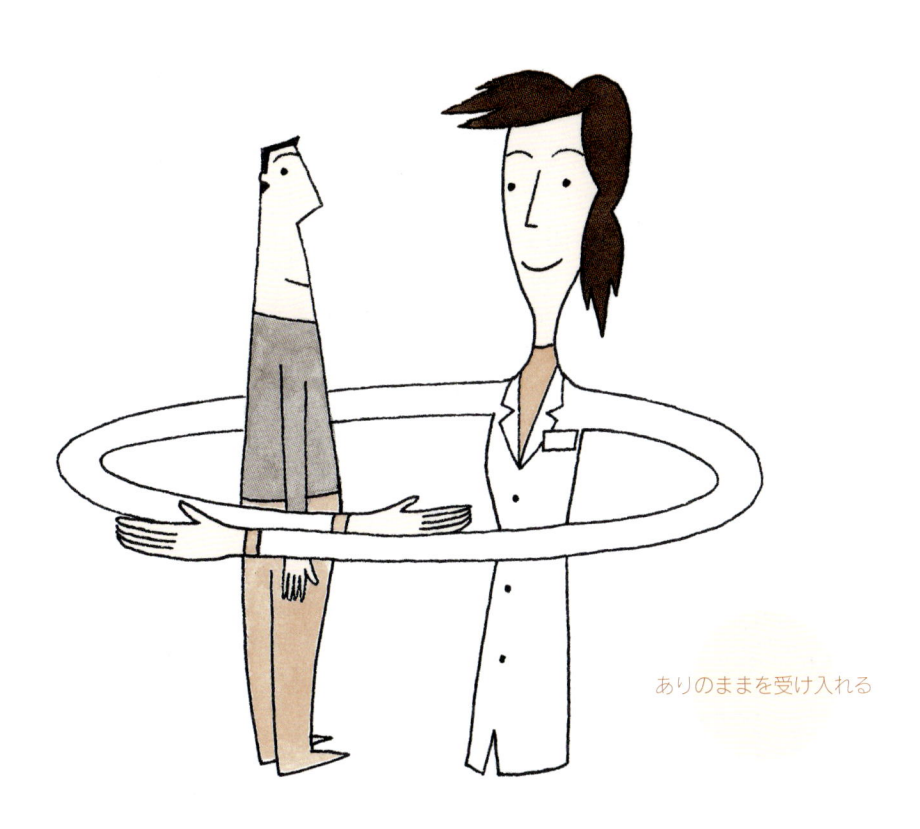

ありのままを受け入れる

1 カウンセリングにあたっての心の準備は

基礎編：行動カウンセリングを始める前に

2 うまく行うためにはコミュニケーションを

Point
キャッチボールのように相手との間に情報（メッセージ）が行き交うのが理想．コミュニケーションは信頼関係に基づく共同作業であることを意識したい．

声の調子や表情，しぐさからのメッセージを重視する

クライアントとのコミュニケーションの良し悪しが，カウンセリングの鍵を握る．「自分の気持ちや言いたいことをわかってもらえた」と実感できると，それだけで救われた気持ちになるクライアントは多いし，これが信頼と良い関係につながっていく．その際，ことば（言語）の中身よりも，声の調子（準言語）や表情などの非言語的な要素が大きいことを知っておきたい．面接は，これらの3要素をすべて含んだ濃厚なコミュニケーションである．電話には言語と準言語が含まれ，手紙や電子メールでは言語メッセージだけになり，誤解も生じやすい．

目の前のクライアントに集中し，五感をフル活動する

「今はあなたのことだけを考えている」という非言語的なメッセージは，それだけでクライアントの力になる．人は誰でもひとりでは生きられない．「誰かにわかって欲しい，わかりあえる人と一緒に過ごしたい」というのは，本能と思ってよい．いま目の前にいる人の表情やしぐさをしっかりとよく見て，声やことばの意味や調子に注目し，こころの声に耳を傾けよう．そのためには，日ごろから相手をキャッチするアンテナを磨き，感覚を鋭くしておきたい．

コミュニケーションは共同作業．相手に自分がどう映っているかを考える

コミュニケーションは相手との間に刺激と反応が行き交う相互作用である．相手を思いやる，相手の立場に立つということは，「こう言うと，この人はどんな感じに受け止めるのだろうか」「自分の表情や姿勢は，相手からはどう見えるのだろうか」と想像力を働かせることである．

自分のふるまいやことばには，つい無頓着になってしまうことも多い．口にする前に，反射的に「こう言われたら自分ならどのように感じるか」と想像する癖をつけたい．

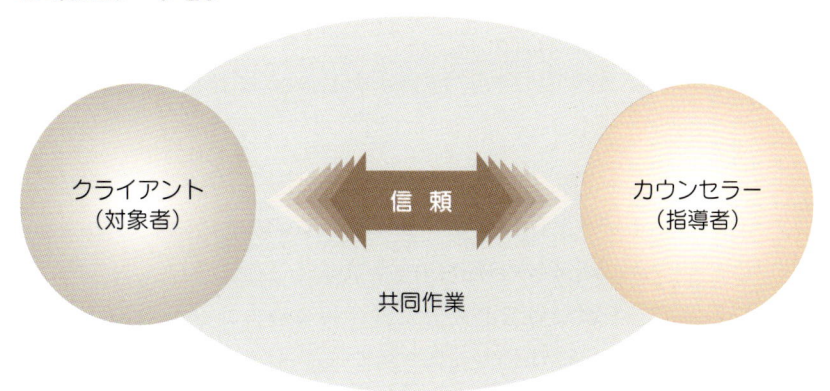

2 コミュニケーションをうまく行うためには

コミュニケーション

クライアント（対象者） ← 信頼 → カウンセラー（指導者）

共同作業

コミュニケーションは意味や感情をやりとりする行為
刺激－反応の相互関係で成り立つ

（丸山・足達・武見編「栄養教育論」より改変）

Self-Check セルフチェック

こんな場合は要注意

直接話すよりも，メールの方が好き
友人とはいくらでも話せるが，初対面の人では話題がみつからない
手紙はほとんど書いたことがない
電話は苦手
親友との会話は，しゃべる側だけになりやすい

今日からできる実践課題

❶ **立場の異なる人，世代の違う人と話をしてみる**
　親しくはない人にも，ちょっとしたあいさつや声かけを．

❷ **メールをしばらく中断して，電話や手紙にシフトしてみる**
　便利すぎると能力が開発されにくい．ときには手間をかけたコミュニケーションを大切に．

❸ **お店で，店員さんと話す．サービスに対しお礼を言う**
　気楽に声をかけて，質問してみよう．スマートに「ありがとう」と言う習慣を．

基礎編：行動カウンセリングを始める前に

3 信頼されるカウンセラーになるには

Point
クライアントの良き理解者になり，何らかの役に立つ存在であればよい．相手のありのままを受け入れて，コミュニケーションがうまくとれれば，それだけで信頼されることが多い．

自分の言動が相手への強い刺激であることを理解する

カウンセラーにとってはクライアントが，クライアントにとってはカウンセラーが刺激となる．行動療法ではこのように，対人関係も刺激と反応の関係で理解する．たとえば，同じ内容でも誰からどのように言われたかで受け止め方がまったく異なる．自分にとって大切な人の言動は，とくに心に響くものである．

カウンセリングが成り立つためには，クライアントにとってカウンセラーが大切な存在，信頼できる存在であることが大前提になる．

クライアントに専門家としての暖かな関心と配慮を

「この人に自分は専門家として何ができるだろうか」という視点と，4頁でも述べたように「今の状況でできることがあるはず」という前向きの姿勢は相手の心に届くものである．できることを探すために「どんなときに，どんな行動をして，その結果どんなことが生じたのか」という文脈でていねいに話を聴こう．自分の問題に正面から向き合ってくれる人は，誰にとっても貴重な存在で，多くの場合はそれだけで信頼される．

相手の努力しているところ，良いところに注目し，気づいたらすぐに指摘する

お世辞やへつらいではなく，正しい「ほめ上手」になりたい．そのためにも，クライアントの実際の行動を観察し，聞き取って，クライアントの「望ましい行動」に注目するように．望ましい行動とは，クライアントが努力していること，すでにできていること，以前よりも改善したこと，などである．気づいたらタイミングをはずさず，「それは良いことですね」など，すぐにその場で指摘しよう．

人として，誠実にふるまうことが何よりも大切

「約束を守る」「知ったかぶりをしない」など，当然ではあっても実際には難しいことを，実行しよう．こちらがクライアントをどんな人か，と見定めようとするのと同じように，クライアントはカウンセラーを評価している．

信頼を得るには

- 相手を「一人のきちんとした人格」としてみる
- 信頼を失うのは「あっという間」と,油断しない
- 約束を守る,時間を守る,期待を裏切らない
- 自分に「できること」と「できないこと」を知っておく
- その時々の気分や機嫌で,不安定にならないように気をつける

パートナーシップを築くには

- 相手のありのままを受け入れる
- 指導者ではなく,カウンセラーになる
- 良好なコミュニケーションを心がける
- 相手に共感する
- 長期的に本人のためになることを考える

Self-Check セルフチェック

こんなことはありませんか

つい「こんなひと」とせっかちに決めつけてしまう
相手の話を聞くよりも,一生懸命に話してしまう
仲良くなると友達感覚になってしまう
クライアントの悪いところ,直すべきところばかりが目につく

今日からできる実践課題

❶ **待ち合わせの時間を守る,約束したことを忘れずに実行する**
　人からの信頼を得るための誠実さは,こんな当たり前のことが基本になる.お世話になったらお礼を言う,メールには返事を出すなど,ふつうのマナーをおろそかにしない.

❷ **あいまいなことはわかったふりをせずに,きちんと調べて答える**
　知ったかぶりは,嘘をつく結果になることもある.知らないことは恥ではないので,こまめに調べる習慣をつけよう.

❸ **自分にできそうもないことは,安請け合いをしない**
　できるかどうかをよく考えてから,頼まれごとは引き受けよう.引き受けたからには,最後まで責任をもって,できるだけまじめに取り組むのが大切.

基礎編：行動カウンセリングを始める前に

4 良い聞き手になるには

Point
必要な情報を過不足なく集めるために，クライアントの話を整理しながら聴き取る．相手の心の声にも耳を傾ける．

傾聴と「相手の話をひたすら聞くこと」とを混同しない

　傾聴が大切，と言われると，クライアントの話をさえぎってはいけないと誤解する人がいる．カウンセリングのスタイルとして，自由にクライアントに話をさせる場合も確かにある．しかし行動カウンセリングでは，具体的な問題解決をめざしており，そのために必要な情報を集めなくてはならない．アセスメントにはどんな情報が必要かをあらかじめ理解して，クライアントの話をそのあらすじにそって整理するとよい（32頁参照）．

クライアントの話の流れにそって，知りたいことを掘り下げる

　一見無駄な話のようにみえても，そこからクライアントの環境や心理状態などがわかることもある．
　最初はクライアントが話したがっている話題にそって，その端切れからこちらが知りたいことを掘り下げていく．そうすることは，クライアントに「あなたの話に関心をもって真剣に聞いている」というメッセージを送ることになる．
　ひどく脱線しそうなときは，「ところで」「話は変わりますが」と質問を投げかけて，本筋に戻すとよい．

複雑になったら，「事実は何か」を具体的に整理する

　話がややこしくなったときは，実際に起きていることをより具体的に明らかにするのがよい．わかりにくいときは，クライアントの解釈や考え，他人の意見などが入り乱れている場合が多いからである．確かな事実を浮き彫りにすると，情報が整理されてシンプルになる．クライアント自身の頭も整理される．また，わかりにくいところは遠慮せずに，「もう少し詳しく言ってくださいますか」「今のお話はわかりにくいのですが，具体的にはどういうことですか」と質問しよう．クライアントが「ささいなこと」と思っていても，実際にはそこが大切ということがよくある．

聴くということ（傾聴）

- 相手に関心をもつ
- ありのままを受け止める（先入観・価値観）
- 何をどうしたいのかに気づいてもらう
- 「事実」と「考えや解釈」を整理する
- 話の流れに逆らわない
- 感情をくみ取る
- 必要な情報は集める

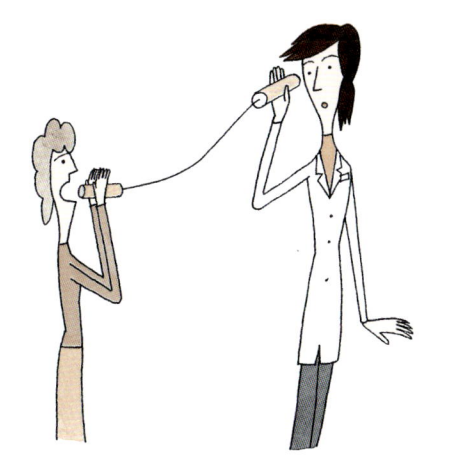

Self-Check セルフチェック

こんなことはありませんか

相手のペースにはまって時間ばかりが過ぎる
説明すべきことが多すぎて，話を十分に聞けない
大切な情報が何なのかがよくわからない
相手の話に，専門家としての関心がもてない

今日からできる実践課題

❶ **打ち合わせなどの時間を「1時間」と制限してみる**
　会議や打ち合わせなども「10時までの40分」などと制限してみよう．短い時間しかなければ重要なことに集中して無駄が少なくなる．プライベートでも，メリハリを利かせて，上手に時間を使うようにしたい．知人の訪問も90分で切り上げるなど「時間」を大切にすることを習慣にしよう．15分でいろいろなことができるはず．

❷ **終わった直後に，話の内容をまとめてみる**
　面接では，メモ程度にしておき，できれば直後に，他者に提示できるように，聞いた内容をA4版の紙1枚程度にまとめる．これが習慣になると，傾聴のスキルは格段に上達するはず．

4 良い聞き手になるには

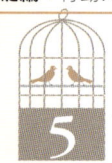

基礎編：行動カウンセリングを始める前に

5 どういうことか クライアントに共感するとは

Point
クライアントの立場から，その気持ちや問題が納得できること．
それには，これまでの経過や今の状況を知らねばならない．

クライアントの生活や態度から，どんな人かを理解する

どこで生まれ育ち，どんな仕事をしているか，同居家族は誰かなどの経歴（生活歴）は，その人を物語る履歴書である．いま問題となっている事柄と重ね合わせて，クライアントの，この「生活歴」を大づかみにしておきたい．たとえば，結婚して夫の両親と同居している中年女性であれば，それだけでも従順で辛抱強いらしいと想像がつく．そして，地域活動や知人との関係などからは，社会性や対人関係の良し悪しもおよそ推測できる．これまで同じ仕事が長続きしていなければ，今の仕事も中断する可能性が高くなる．

表情や口調から，今の感情をくみ取る

言語はコミュニケーションのごく一部でしかないことを思い出そう．口下手の人も多い．どんなときも，相手の表情や口調にも気を配り，そのときどきの気持ちの細かなニュアンスを感じ取りたい．しゃべっている中身だけにとらわれないようにする．わかりにくい箇所では，もちろん「それは，具体的にはどういうことですか」など，積極的に尋ねてよい．

クライアントの言いたいことを了解する

ときには「大変でしたね」「それは腹立たしいでしょうね」など，相手の気持ちを代弁してみる．そんなとき，自分なら，どんなふうに思うか，感じるかを想像しながら話を聴いていると，自然なあいづちが打てるようになる．「なるほど」「そうかもしれませんね」など．表現力や語彙の乏しいクライアントの場合は，「それはこういうことですか」と，相手の言いたいことを確認するのもよい．

クライアントの理解	共感
● 気分は？	● 共感は同情とは異なる 簡単にわかったつもりにならない
● 知識（理解度）や考えは？	● 聴き取った事実や経験から「もし自分なら」と想像力を働かせてクライアントの「こころ」をくみ取る
● 実行力は？	● 言葉にできない考えや気持ちを代弁することで，確認してみる

Self-Check セルフチェック

こんな誤解をしていませんか

共感するには，相手のすべてを受け入れないといけない
相手に自由に言いたいことを言わせるのがよい
自分の意見を差し込んではいけない
時間をかければ，相手のことがよくわかるはず

今日からできる実践課題

❶ 祖父母や両親から，改めて自分が生まれるまでの生活史を聞いてみる
よく知っているつもりの家族でも，自分に直接関係すること以外は知らないことが多い．差しさわりのない範囲で，どんなふうに生きてきたのかを，一度きちんと聞いてみよう．すると，「なるほど」とわかることも多いはず．照れずに，面接の勉強台として協力してもらうとよい．

❷ 映画やドラマを見ながら，小説を読みながら主人公の立場になってみる
次にどんな展開になるのかを予想しながら，「自分だったらどうするか」など，主人公のつもりで考えてみよう．一緒になって泣いたり，笑ったりするのを，感情移入という．

❸ 感動したり，立腹したりしたことを，記録してみる
「どんなことに，どんな気持ちを抱いたのか，それはどうしてなのか，そこで何を考えたのか」など，何でも自由に言葉にしてみる．自分の中に生じるいろいろな感情をしっかりと味わうことで，他人の気持ちへの想像力がついてくる．

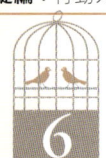

基礎編：行動カウンセリングを始める前に

6 受け入れるためには クライアントのありのままを

Point
身体の問題や習慣の問題と，クライアントの人格を分けて考える．
批判的にならず，現状や事実を，公平に冷静に受け止める．

クライアントはどんな人かをスケッチするつもりでよく見聞きする

とくに初対面では，価値観や先入観をもたず真っ白な状態で，クライアントがどんな人かに注意を向けよう．「人は簡単にはわからない」という前提で「相手を知ろう」とすると，ありのままが少しずつ見えてくる．簡単にわかったつもりにならないように気をつけたい．絵を描こうとすると，ふだんの何倍もしっかりと見ざるを得ない．このように，私たちは，ふだんいろいろなものを「見ても見えず，聞けども聞こえず」でいることが多い．

原因さがしをせずに，今どんな状況にあるのかに注目する

「どうして」「なぜ」という疑問のもち方ではなく，クライアントは「いま何に困っていて，それはどのような現れ方をするのか，そして，どんなふうに受け止め，周りの人たちとはどのような関係にあるのか」など，クライアントの問題やそれをとりまく環境を詳しく教えてもらうことに専念する．「人格や性格のせいでこうなった」と決めつけるのは，何の解決にもならないだけでなく，「ありのまま」が見えなくなる．

ハイリスクアプローチは「あら探し」になりやすい．それよりは本人が努力しているところ，良いところに注目する

「肥満者＝食べ過ぎ＆運動不足」と図式化してしまうと，カウンセリングは成り立たない．疫学は集団についての学問であって，そこから得られた知識は，個々にはそのままは当てはまらない．とくに生活習慣の関与が大きい糖尿病などでは，食事や運動習慣について「○○が悪いから」とあら探しし，原因追及になりやすい．原因追及は，相手にとっては批判，非難と受けとめられやすく，「わかっているけど」という抵抗が生じてしまう．

ありのままをみる練習

- 好きな人の弱点，嫌いな人の長所をできるだけ多く具体的にあげる

- 人の観察から，心の状態を探る

- 問題が生じたとき，事実と推測（憶測）を分ける

Self-Check セルフチェック

こんなことはありませんか

- 話を聞きながら，事実と考えや憶測を整理しているか
- 病気になったのは原因があるから，と思い込んでいないか
- 「なぜ」「どうして」という疑問にとらわれていないか

今日からできる実践課題

❶ 好きな人の弱点を具体的に多く列挙する．好きな理由を考えてみる

「だらしない」ではなく，「約束の時間に必ず10分以上は遅れる」「家の中が乱雑」など具体的な行動で表現してみる．好きな理由は「気が合う」「一緒にいて楽しい」など，自分の気持ちが主かもしれない．好意を抱く人の弱点は，たいてい大目に見ていることに気づく．

❷ 嫌いな人の長所を具体的に多く列挙する．同様に嫌いな理由を考えてみる

上と同様に，嫌いな人の長所を具体的な行動で表す．すると良いところもたくさんあることがわかってくる．人の長所と弱点は，同じことの裏表であることを実感できる．

❸ たとえば目の前にある「りんご」を，見ていない人がイメージできるように説明する

形，大きさ，色，質感などをていねいに言葉で表現（描写）してみる．ありのまま，とはこのようなことをいう．人についても，このように，実際の行動や問題を具体的に表現してみるとよい．

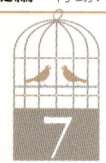

基礎編：行動カウンセリングを始める前に

7 いわゆる指導とはどこが違うのか，行動カウンセリングとは何か

Point
行動カウンセリングの目的はクライアントの自律，セルフコントロールである．「何ができそうか」を一緒に考え，「それを実行してもらうためにどうするか」を提案する．

クライアントが望む方向に自分を変えていけるよう支援する

　カウンセリングのゴールは，クライアントが自分の問題を自分で解決できるようになること．そして，今より少しでも快適に自由に暮らせることにある．ただし「本当はどうなりたいか，どうしたいか」に，気づいていないクライアントも少なくない．そんな場合もカウンセラーとの対話によって，クライアントが自分を振り返り，気持ちや考えが整理されていく．常に「クライアントが本当はどうありたいのか」という方向性を見失わないようにしたい．

今の状況で「クライアントにできることが必ずある」と信じる

　たとえば「他人からの視線が気になって外出できない」というように，「いま何に困っているのか」というクライアントの問題をできるだけ，具体的に見きわめて表現してみる（問題行動の特定）．次に「家族は平気だが，近所の人やとくに学校が苦手で，そこでは心臓がどきどきして頭がふらつく．それが嫌で外出できない．今は考えるだけで，吐き気がするようになった」など，どんな状況で，どのようなことが生じて，その結果どうなるかを，絡んだ糸をほぐしていくように，ていねいに聴き取っていく（行動アセスメント）．これが，行動カウンセリングにおける問題解決のアプローチである．それは「できることがあるはず」，という楽天的，肯定的なメッセージになる．

少しでも生活しやすくなるように，具体的な行動を宿題にする

　たとえば上記の場合には，簡単なところからリラックス法を入れながら外出練習をさせるなど，問題解決に必要な行動を具体的に提案する．糖尿病などの生活習慣病では，食事や運動，睡眠などの習慣行動から，定期的な受診，服薬，血糖値の記録など，セルフケアに必要な個々の行動が一つ一つ課題となってくる．

指導から支援に（相手に合わせる）

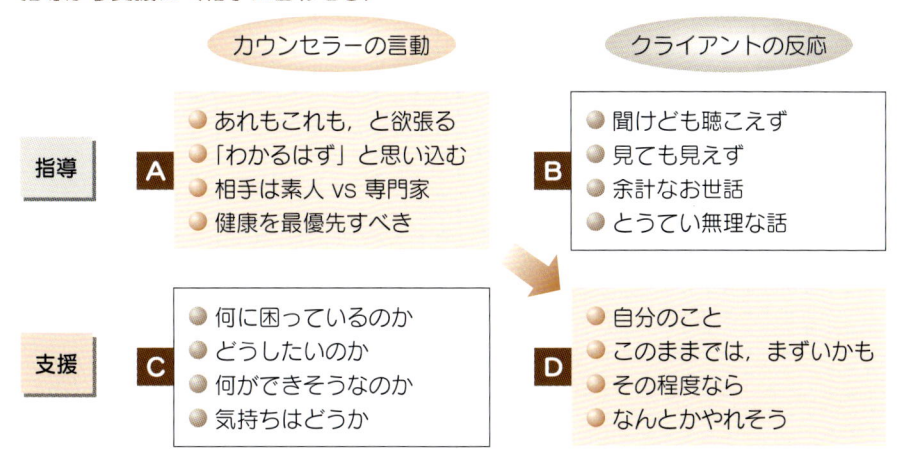

カウンセラーの言動

指導　A
- あれもこれも，と欲張る
- 「わかるはず」と思い込む
- 相手は素人 vs 専門家
- 健康を最優先すべき

クライアントの反応

B
- 聞けども聴こえず
- 見ても見えず
- 余計なお世話
- とうてい無理な話

支援　C
- 何に困っているのか
- どうしたいのか
- 何ができそうなのか
- 気持ちはどうか

D
- 自分のこと
- このままでは，まずいかも
- その程度なら
- なんとかやれそう

カウンセラーがAのようにふるまうとクライアントにはBのような反応が生じやすい．
支援ではCによりDの反応を導きたい．

指導とカウンセリングの違い

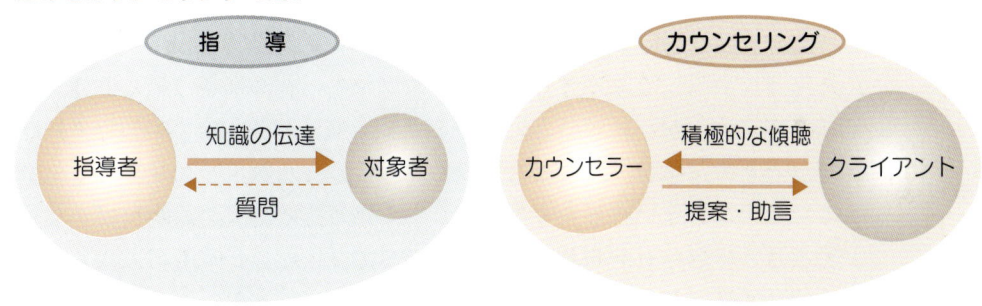

指導：指導者 →知識の伝達→ 対象者 ←質問←

カウンセリング：カウンセラー ←積極的な傾聴← クライアント，→提案・助言→

指導では知識の伝達が主になる．
カウンセリングでは結果的にクライアントから多くの情報を聴き取る．

Self-Check セルフチェック

こんなことはありませんか

| クライアントのまちがった考えを正すべきと思う |
| 自分の説明を「相手はわかっているはず」と思い込む |
| 健康は何よりも大切なことなので，他の都合よりも優先すべきと思う |

基礎編：行動カウンセリングを始める前に

どんなものか 行動療法のエッセンスとは

8

Point
行動療法では，行動科学にもとづいて人の行動を理解し，問題行動に働きかける．予防からリハビリテーションまで，ふだんの生活から精神障害の治療まで，幅広く応用できる．

「行動」の多くを「学習」によって後天的に身についた習慣とみなす

　憂うつとか，自動的に浮かぶ嫌な考えなど，ふつうは目に見えない「こころ」の働きも，その強さや頻度などのものさしを使えば，測ることができる．そのように評価可能となった「行動」は，人のほぼあらゆる活動にあてはまる．そして，これらの「行動」の多くは，先天的ではなく，体験によって後天的に身につけた習慣と考える．体験により後天的に身につけることを「学習」とよぶ．行動療法でもっとも基本となるのは学習理論である．

考えや気持ちも含め，「行動」を刺激と反応の相互関係で理解する

　行動には，目に見える動作や話（行為）などだけでなく，考えも気持ちも含まれる．それらの行動は，刺激と反応の相互関係で成り立っていると考えるのが，行動科学の約束ごとである．刺激と反応の関係というのは「どんな状況で，どんな行動がどのように現れ，その結果どうなっているのか」という形で整理することである．そして，行為と考えと気持ちは，それぞれが相互に影響しあっており，どこかが変わればそれぞれ変化する．

行動は細かな行動に鎖がつらなって，ひとまとまりになっている

　たとえば「食べる」という行動を考えてみよう．箸を持って，食べ物を見て，どれを食べるか選んで，それに箸でつかんで，口に運ぶ，口を開いて，食べ物を口に入れ，箸をはずして，口を閉じ，噛んですりつぶして，飲み込む，というように，いくらでも細かくできる．このように，私たちがふだん何気なく行っている行動も，実際には脳と体の動きによる高度に複雑な行動である．問題が生じたとき，あるいは新しい行動を身につけようとするとき，このように行動を細かく具体的に見ていくことで，段階的なアプローチができるようになる．

人（行動）の理解

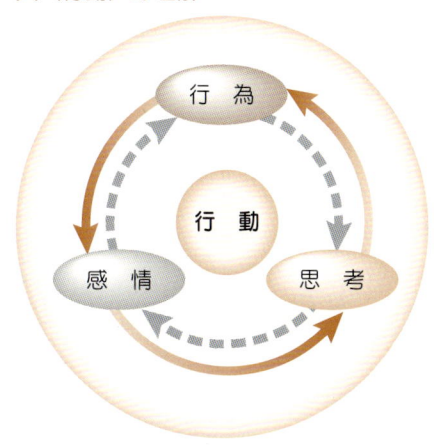

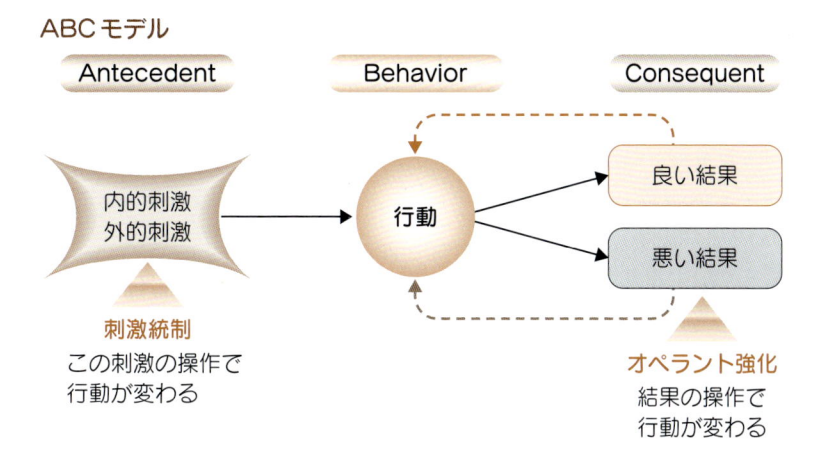

- 行為
- 思考
- 感情
- 行動

ABCモデル

Antecedent	Behavior	Consequent
内的刺激 / 外的刺激	行動	良い結果 / 悪い結果

刺激統制
この刺激の操作で行動が変わる

オペラント強化
結果の操作で行動が変わる

食べるという行動の鎖

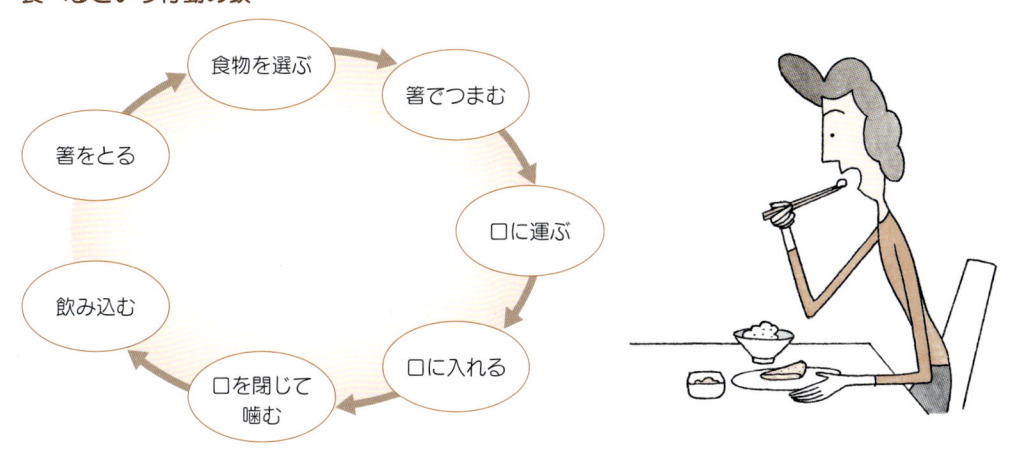

食物を選ぶ → 箸でつまむ → 口に運ぶ → 口に入れる → 口を閉じて噛む → 飲み込む → 箸をとる →（食物を選ぶ）

8 行動療法のエッセンスとはどんなものか

基礎編：行動カウンセリングを始める前に

9 とくに気をつけたいことは食事や運動などを対象にするとき、

Point
症状のない生活習慣病では，クライアントが自発的に相談にくることは少ない．さしあたり困っているわけではない人が多く，習慣改善への気持ちや動機は千差万別である．

習慣はもともと変わりにくい．
誰でも食べすぎと運動不足になりやすいと知っておく

習慣は，長期に繰り返して身についた癖のようなものである．だから，「わかっていてもなかなか変わりにくい」のは当然と考えておこう．食べ物が豊富で機械化が進んだ日本のような社会環境では，食べすぎと運動不足になるのは，特別な人ではない．ということは，食料不足などのように環境が変われば，自然と私たちの食習慣も変わる可能性が大きい．

プライバシーへの侵入は，嫌なのがふつう

自分の部屋には，親しい人しか招かないのではないだろうか．ふだんの暮らし方には，その人らしさがもっとも表れている．個人的な生活の細部は，デリケートなプライバシーであって，それについては，親しい関係でも立ち入りは遠慮するのが一般常識．無理に変えようとすると，「余計なお世話，私の自由」となりやすいのはそのせいである．クライアントのこのふつうの感覚を忘れないようにしたい．

習慣（行動）変容は，一種のストレスである．
休養やストレス対処も含めて包括的に

朝の出勤時刻を20分早くするだけでも，起床時刻や朝食のとり方など，他の生活もこれまでどおりというわけにはいかない．このように習慣や生活の仕方を変えるには，あちこち工夫して，それを一定期間は努力し続けなければならず，変化に対応するだけの心身のエネルギーが必要である．元気でないとそのゆとりが出てこない．良い変化も悪い変化もストレスになるので，心理面への配慮が欠かせない．

食事，運動，睡眠はストレス対処の基本にもなる

食事，運動，睡眠がよければ，それだけでストレスに強くなれる．そのうえで，ストレスの正しい知識や自分のストレス状態を理解するとよい．気分転換とリラックスや，人との良好なコミュニケーションは誰にでも共通するストレス対処であり，人によっては現実的な問題解決や時間管理法などが必要になってくるだろう．

食事や運動などを対象にするとき、とくに気をつけたいことは

生活習慣：学習により固定した行動様式（癖）

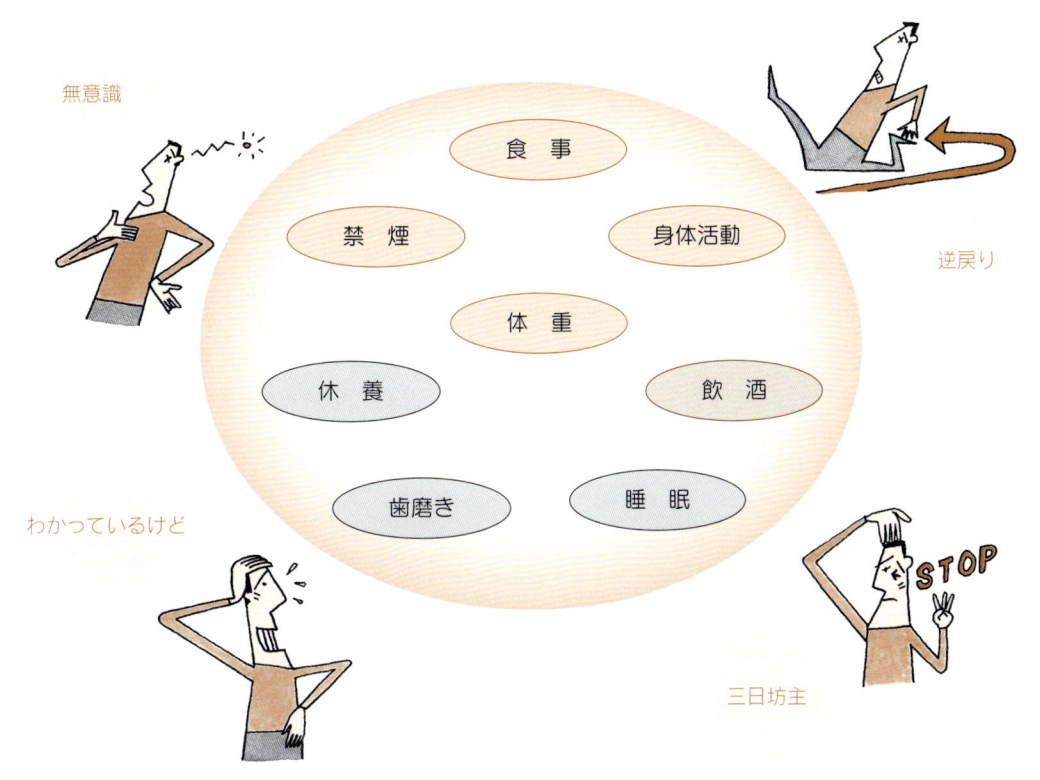

- 食事
- 禁煙
- 身体活動
- 体重
- 休養
- 飲酒
- 歯磨き
- 睡眠

無意識

逆戻り

わかっているけど

三日坊主

ストレス対処の原則

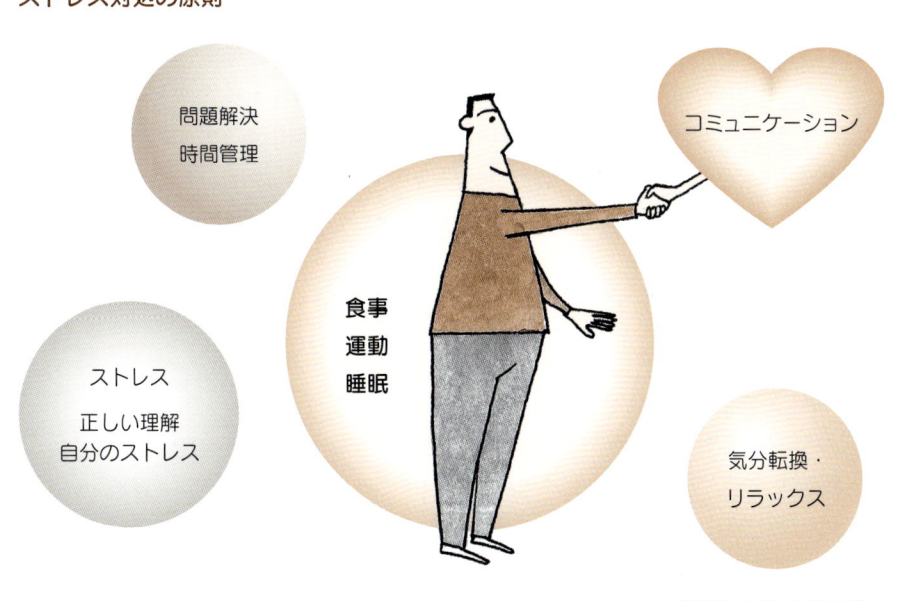

- 問題解決 時間管理
- コミュニケーション
- 食事 運動 睡眠
- ストレス 正しい理解 自分のストレス
- 気分転換・リラックス

（健康日本21より作成）

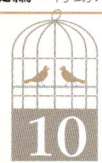

基礎編：行動カウンセリングを始める前に

10 必要な人への対応で注意することは 加療中、あるいは未受診で医療が

Point
健康の相談やカウンセリングは，医療との関係を抜きには語れない．カウンセラーは自分の役割と立場をよく認識して，クライアントに長期的に何が必要かを見きわめたい．

加療中の場合は，主治医との関係を壊さないように，クライアントが混乱しないよう配慮する

主治医から依頼された面接は問題がないが，それ以外で加療中の人を相手にする場合は，治療方針と矛盾しないように注意する．患者と主治医との関係もいろいろで疑問を感じることもあるが，一方的な情報だけでは判断できないことが多い．また，面接内容を主治医に報告する必要も生じるかもしれない．いつも本人にとって何が必要かを，クールに見きわめる．

明らかに治療が必要なら，受療を上手に勧める

糖尿病や高血圧などの身体疾患でも，うつ病などの精神疾患でも，必要な治療を受けていない人が半数以上いる．健康食品や売薬だけで何とかしたい，と思う人も少なくない．ライフスタイルの改善で解決する場合もあるが，それだけでは無理というケースに対しては，治療のガイドラインなどを示して医師の判断を仰ぐよう勧めるのが原則である．

個人情報や倫理面には過敏になるくらい注意する

うっかりとプライバシーを侵害する危険は常に潜んでいる．個人情報保護には神経質なくらい注意したい．家族にもクライアントの承諾なしに，個人情報を漏らしてはいけない．「外で偶然出会ってもこちらからは声をかけない」「ケース発表には本人から了承をもらう」「コンピュータの記録の保管はID化しておく」など，注意しすぎてもしすぎることはない．

関連する社会資源とネットワークを活用する

カウンセラーだけで問題が解決しないことも多いので，地域に健康関連のどんな社会資源があるのか，そこがどんな仕事をしているのかを知っておきたい．カウンセリングで，医療保険制度，介護保険制度などで疑問が生じたら，うろ覚えの知識を伝えるのはなく，クライアント自身に行政の窓口に直接相談してもらうのがよい．また，カウンセラー自身が困ったとき相談できる，医師や保健師，（管理）栄養士，薬剤師などの友人がいると心強い．

加療中の人，医療が必要な人への援助

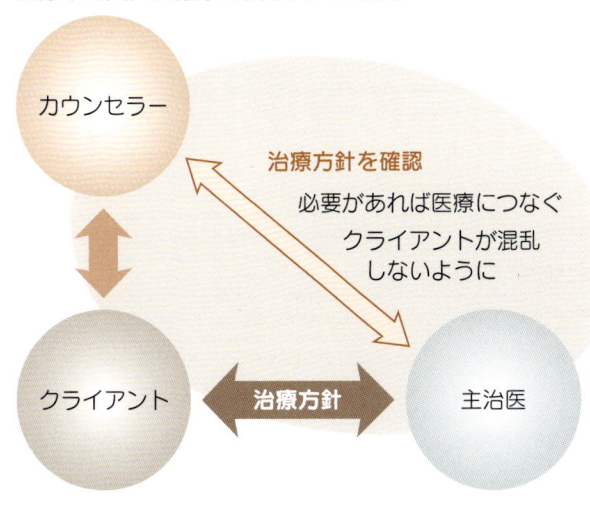

- カウンセラー
- クライアント ⇔ 治療方針 ⇔ 主治医

治療方針を確認
必要があれば医療につなぐ
クライアントが混乱しないように

健康関連のカウンセリング原則

- 自分の立場と役割を認識する
- 受療中の患者さんは，主治医の治療方針の確認を
- 医療が必要な人を見分けて，適切なガイドを行うこと
- 「できること」と「できないこと」を明確に

ネットワークの活用

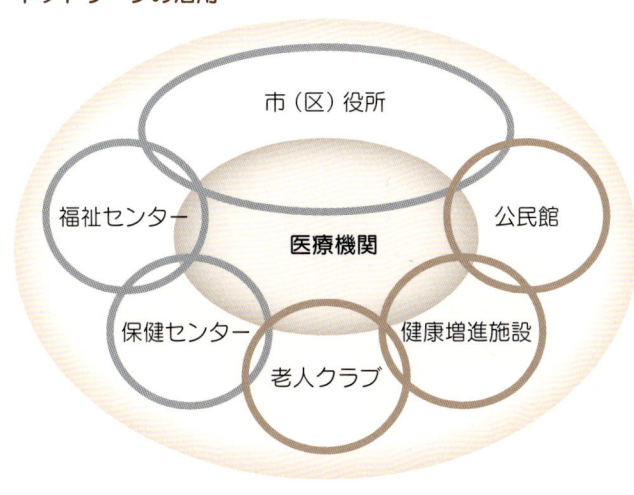

- 市（区）役所
- 福祉センター
- 公民館
- 保健センター
- 健康増進施設
- 老人クラブ
- 医療機関

10 加療中、あるいは未受診で医療が必要な人への対応で注意することは

資料

面接の手順（一般的な心理的問題の場合）

A　主訴（本人が困っていること）について

1. 今，どんなことに困っているか
   （何が一番気がかりか，どこがどうなってほしいか，できるだけ具体的に）
   だんだん悪くなっているのか，それとも変わらないのか，少しはよいのか
2. その問題はいつ頃から生じたか
   （以前にも同じようなことがあったか，初めてのことか）
3. 以前にあったとしたら，そのときはどうしてどうなったか
   （受療歴，相談など，自然に軽快）
4. 思い当たるきっかけや原因のようなものがあるか
5. 今日受診した直接のきっかけは　（自発的かどうか）

B　家族や社会的状況

1. 今，誰と暮らしているか（図にする）
2. 職業や学校などの社会生活
3. 卒業後の生活歴
4. その他の社会的活動

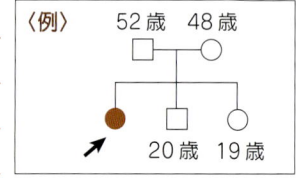

〈例〉　52歳　48歳
（家系図：両親の下に 20歳（本人・矢印）, 男性, 19歳）

C　問題へのアプローチ

1. 自分で努力していることや試したことは
2. 何をどうしたらよくなりそうか
3. 薬を使ってもよいのか使いたくないのか
4. そのことをこのままにしておくとどうなりそうか
5. 仕事（家事）を休むことはできるか
6. 援助を頼める人がいるか
7. 自分でどんなことならできそうか
8. どうやっても難しいことは何か
9. 通院やカウンセリングへの意志はどうか
10. 趣味や楽しみ，生きがいなどは何か（強化子）

D　問題改善への方法

1. 不安や焦躁，うつ状態，不眠などへの対処（薬物）
2. 具体的な行動（症状のモニタリング，休息，考え方など）の指示
3. 今後の診療の計画（次回の受診予定など）

（足達淑子編：ライフスタイル療法Ｉ―習慣改善のための行動療法，医歯薬出版，2006より抜粋）

動機づけ面接の評価

問題1 患者が明らかにあなたの助言に従っていないとき，あなたはどうしますか

問題2 患者があなたの助言に従うことを望んでいないと感じたとき，あなたはどうしますか

問題3 患者の健康への考えと実際のライフスタイルが矛盾しているとき，あなたはどうしますか

下記の項目について，5段階で答えてください．
1（大賛成）　2（一部賛成）　3（賛成しないか不賛成）　4（一部不賛成）　5（全部不賛成）

		問題1	問題2	問題3
A	治療とケアの計画についてもう一度説明する			
B	患者の問題解決能力とその可能性をさらに表明する			
C	治療に従うのが大切な理由を再度話し合いながら説明する			
D	患者が治療を有益と信じているかどうかを調べる			
E	病気に関して習慣の利点と不利益について患者に話させる			
F	患者が納得するように病気と治療についての情報を与える			
G	治療計画に従わないとどうなるかについてもっと話す			
H	患者が賛同したことをまとめてみる			
I	患者があなたに現状で何を期待しているのかを尋ねてみる			

問題4 患者の行動を変えさせようとするときどうしていますか

1 いつも　2 しばしば　3 ときには　4 めったにしない　5 しない　の5段階で答えてください．

注意深く相手の言うことを聴く	1　2　3　4　5
1つだけではなく，別な治療の選択肢を用意する	1　2　3　4　5
望ましい生活習慣の結果を強調して習慣改善の必要性を話す	1　2　3　4　5
治療の時間的スケジュールを明らかにする	1　2　3　4　5
患者のもてる能力を強調する	1　2　3　4　5
病気と治療計画で患者が直面する利点と不利益を明らかにする	1　2　3　4　5
共感し，サポートし，尊敬する	1　2　3　4　5
患者の習慣の病気との関係での良い面に焦点をあてる	1　2　3　4　5

(Rubak, S., Sandbak, A., Lauritzen, T., et al. : An education and training course in motivational interviewing influence. British J. Gen. Practice, 429-436, 2006 より抜粋作成)

実践編

Part-1 初回面接

実践編：Part-1　初回面接

1　演出するにはクライアントが話しやすい空間を

Point
同じ内容でも，どんな場所で，誰から，どのように伝えられるかによって，印象がまったく違ってくる．面接が行われる場は，コミュニケーションの雰囲気を決める重要な環境である．

新鮮な目（クライアントの視線）で，面接の場所を整えよう

　できれば，プライバシーが保たれ，話に集中できる個室が望ましい．それが無理なら，今の環境の中でもパーティションで仕切る，他から煩わされにくい程度の距離をとるなどの工夫をしたい．広すぎても落ちつかないし，狭すぎても緊張感が高まる．温度や通風などももちろん配慮したい．電話の中断もないのが望ましい．

環境や空間は大きな刺激であることを意識する

　見えるもの，聞こえるもの，においや，手触りなど，そこにあるものすべてが，クライアントにとってはなんらかの刺激になる．理想的な空間は，クライアントが安心し，リラックスして面接に集中できる場所である．そのためにも，クライアントの目線から，面接を行う環境を点検したい．
　慣れ親しんでしまうと，無意識になって気づかないことも多いので，初めて訪れるクライントの気持ちになって，ときどき職場を厳しい目でチェックしたい．目障りなものに気が散らないよう，整理整頓も大切に．

クライアントとの距離はつかず離れずに

　他人との関係には，物理的な距離感も大きく影響する．近づきすぎると圧迫感やうっとうしさを感じるし，離れすぎると関係が希薄になる．人と人との間の適度な距離は，だいたい60cm程度といわれる．これは小さな声でもきちんと聞こえる距離である．また，対面して視線が直面すると，緊張感が生じやすい．カウンセラーに威圧感を感じるクライアントもいる．だから，対面よりは対角線に椅子を配置するほうが無難である．上から見下ろすことのないように，椅子の高さにも気を配ろう．

クライアントが話しやすい空間を演出するには

面接の場所
- プライバシーが保てる
- リラックスできる，集中できる
  - 適度なスペース
  - 温度や通風
  - 干渉がない
  - 絵や植物，時計
- 机と椅子の配置

コミュニケーションの構成

- 言語（内容・意味）
- 準言語（声・速度・抑揚）
- 非言語メッセージ（みなり・しぐさ・表情・視線）
- 環境　場の雰囲気

環境は場の雰囲気を決める大切な要素

Self-Check セルフチェック

あなたの面接の場所は

部屋や机は整理整頓がされているか
掃除が行き届いているか
暖かな雰囲気になっているか
落ち着ける状態か
他からの干渉はないか

今日からできる実践課題

❶ **自分が一番くつろぐところはどこか，その理由はなぜかを考える**
　たいていの人が思い浮かべるのは，自分の家や寝室ではないだろうか．反対に初めての場所，道に不案内な旅先などは，楽しくても緊張している．

❷ **自宅や職場を他人の眼で観察し，良いところ，悪いところをあげてみる**
　慣れてしまうと気づかないことが多い．定期的に他人の視線で，自分の職場や自室をチェックしてみよう．自分自身の快適さのためにも，改善できることは多いはず．

❸ **レストランやホテルでインテリアをよく観察し，どんな工夫がなされているかを考える**
　これらには一流のプロの手で，あらゆるところにさりげない工夫がなされている．清潔さ，ものの配置，色づかいや配置など，それぞれに個性と統一感があるはず．出かけたときには，しっかりと観察したい．

❹ **快適な空間に身をおいて，ここちよさの理由を，具体的にいくつでも挙げてみる**
　好きな空間，落ち着ける空間，快適な場所は，どうして心地よいのかを考えてみよう．緑が多い，空気がきれい，静か，景色が美しいなど．

実践編：Part-1　初回面接

2　身だしなみとはカウンセラーにふさわしい

Point
髪型，服装，身だしなみは，「そのひと」の表現になる．
面接の目的と役割にマッチし，どこかだけが悪目立ちしないように．

クライアントにどのように見えるのかを意識したい

　初対面で，まず目に入るのは，その人の顔やスタイルの全体像だろう．これは体型，髪型，服装，お化粧，バッグや靴，アクセサリーなどで決まってくる．

　私たちはクライアントに会ったとき，「どんな人か」をまず，これらの外見の印象から判断しているものである．同じように，クライアントもカウンセラーを評価しているはずである．このように，服装や身だしなみは第一印象を大きく決めることを意識して，クライアントの視線から自分を客観視するようにしたい．

期待される役割にフィットするにはどうしたらよいかを考える

　望ましいカウンセラーのイメージとは，落ち着き，冷静，暖かさ，頭の良さ，清潔感などであろうか．ユニフォームがある場合は，それを清潔に着こなせばよい．しかし，同じ制服でも着こなし方で印象が異なるので，全体のバランスがとれて，どこかだけが悪目立ちしないように注意したい．

　クライアントの個性や好みは個々に異なるので，いちいち合わせることは難しい．だから，一般的にベーシックなスタイルや中間色，さりげないジュエリーや薄化粧が望ましいことになる．そしていったん装ってしまったら，自分でも気にならず仕事に集中できるスタイルがよい．

とびきり良く見えなくてよい．マイナスにならないように

　相手に不快感を与えない．これが最低限のマナーである．タバコの臭いや長い髪の毛などは，不潔感につながる．セクシーすぎる服装やお化粧も，マイナス要素になりやすい．にんにくの臭いや口臭，強すぎる香水も要注意．においは自分では感じにくいので，ていねいな歯磨きをこころがけ，歯医者さんで定期的に健診を受けよう．もちろん，毎日の入浴や清潔な下着など，身体の清潔は大原則になる．

服装・身だしなみ

- 自分がどう見られたいかのメッセージ
  - 自己表現　第一印象
- 役割にマッチしていること
  - 色，形，バランス
  - 化粧，時計，アクセサリー
  - くつ，髪型

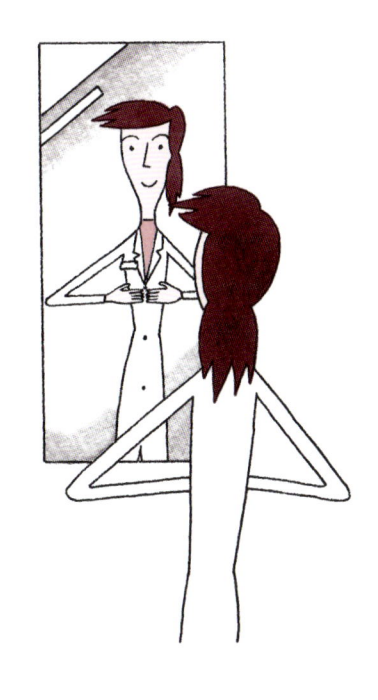

Self-Check セルフチェック
服装・身だしなみは大丈夫ですか

髪の毛や服装は清潔か
服装は，場所と目的にフィットしているか
全体のバランスはどうか，どこか目立っていないか
お化粧は濃すぎないか
アクセサリー（時計，指輪など）は派手すぎないか

今日からできる実践課題

[自分を客観視する練習]

❶ **テレビのキャスター，アナウンサー，身近な人を観察して批判する**
良いところ，悪いところを，できるだけ具体的にとりあげてみる．
どこがどのように良いのか，どこがどのように悪いのか，考える．

❷ **外出前に全身が写る鏡で，自分の着こなしをチェックする**
バッグも持って靴も履いて，スタイリストになったつもりで全体を見る．

❸ **手持ちの服の中から，良い組み合わせを記録する**
時間があるときに，あれやこれやと組み合わせを工夫して，それを手帳にメモしておく．
急ぐときにはそれを思い出すと時間が節約できる．

❹ **写真に撮ってみる．家族や親しいひとから率直な意見を聞く**
これでよいかどうか，家族や友人に聞いてみる．あるいは写真に撮って他人の目で厳しく見てみる．必要なことは，自分を他人の目で客観視できるようになることである．

実践編：Part-1　初回面接

3 話し方とは カウンセリングにふさわしい

Point
話し方には，そのときの緊張感や気持ち，その人の知性や人柄が表れる．カウンセリングではクライアントが安心できて，話しやすいことが大切．これは話す言葉の中身よりも大きなメッセージになる．

相手に聞き取りやすく，わかりやすく．それがコミュニケーションの出発点

とくに最初ほど，ゆっくりと，ていねいに，簡潔に，相手が理解しているかどうかを確かめながら話を進める．専門用語はできるだけ控え，平易な日常の言葉を使いたい．時間がなくて急いでいても，最初の数分は焦らずに，相手が話しやすい雰囲気をつくる努力が必要である．結果的に，最初を急がない方が，その後のコミュニケーションが滑らかになることが多い．

声の調子，発声のしかた，大きさにも注意する

何よりもまず伝えたいのは，「あなたの話をよく聞いて，一緒に考えたい」というこちらの気持ちである．無難なのは，穏やかで，落ち着いた話し方である．のどはリラックスさせて，やや低めにするのがよい．

クライアントが小声で話すときは，こちらも自然と声が小さく，活発な人に対すると，こちらも自然と少し元気がよくなるだろう．

自分の声や話し方の癖を知っておく

誰にでも話し方の癖というものがある．そして他人に届く自分の声は，自分に聞こえる声とはかなり異なっている．自分の話し方が他の人にはどう写るのか，いくらかでも客観的にとらえられるようになりたい．

「感情表現がオーバーすぎる」「語尾に力が入る」「あの，そのが多い」など，無意識に出る自分の癖を意識できれば，相手に不快を与えないように注意することも少しずつできるようになる．

話すことよりも聴き取ることが大切

カウンセリングでは，こちらが話すことよりもクライアントから大切な情報を聴き取ることのほうが，ずっと大切である．これが「指導」ともっとも異なる点である．そして，その情報には，言葉によるメッセージだけではなく，当然，非言語的なメッセージも含まれる．話の促しかた，あいづちのうちかた，間のとりかたなど，奥が深い．

カウンセリングの話し方

- 話し方は，気持ちや人柄のメッセージであることを意識する
- クライアントから話を聴くことが大きな目的
- 相手が話しやすいように，声の調子を合わせる，あいづちをうつ
- わかりやすい言葉を選び，ややゆっくりめに，はっきりと発音する
- つい出てしまう「自分の癖」に気づいておく
- 相手に関心をもち，相手の反応によく注意する

Self-Check セルフチェック

ふだんのコミュニケーションでこんなことはありませんか

声の大きさは適当か（大声で話していないか）
きんきんしゃべっていないか
早口になっていないか
せかせか話していないか
自分だけがしゃべっていないか

今日からできる実践課題

❶ テレビやラジオ，お芝居でいろいろな話し方に注目する
聞きやすい言葉づかい，発声のしかたをプロに学ぼう．プロでも上手な人と下手な人との差は大きい．「どこが良くて，どこが悪いのか」を具体的に考える癖をつけたい．これを，モデリング学習という．

❷ 話しやすい人は，なぜなのかを考える
知人の中から，自分が話をしやすい人，話していて楽しい人を探してみよう．そして，その理由，その人のどういうところが，自分を満足させているのかを分析するとよい．

❸ 自分の声をテープにとって，聞いてみる
これが客観的に自分を知る近道である．他人の立場で自分の話し方を客観視することができるようになれば，どうしたらよいかもわかりやすい．

❹ 小説や新聞を音読してみる
小中学生に戻った気分で，他人に聞かせるつもりで文章を音読してみるとよい．詩の朗読も良い練習になる．感情をこめて，いろいろな読み方をしてみると，わかりやすいしゃべり方がいかに難しいかがよくわかる．俳優さんは，常にせりふの練習を重ねている．ほかに，早口言葉の練習や発声練習も役にたつ．

実践編：Part-1　初回面接

4 初対面のあいさつで心がけることは

Point
最初の数分で第一印象が決まる．クライアントの不安や緊張をほどいて安心できるように．初対面では，あいさつに細心の注意を払う．

まず，相手の名前の確認と自己紹介を

　部屋にクライアントを呼び入れるところから，コミュニケーションは始まっている．部屋の中から呼ぶのではなく，こちらから待合室に足を運び，あいさつできれば理想的．

　部屋に入ったら「管理栄養士（看護師）の○○と申します．△△さんですね」とまず，互いに名前を確認したい．これは，通常の社会生活におけるあいさつと変わらない．名札をつけている場合でも，きちんと職種と名前を伝えるのがよい．とくに病院など，多くの人々が働いている場所では，クライアントにとっては職種の区別がつきにくいので，これが大切になる．また会話の中で，積極的に相手の名前を使うと，その人を尊重しているというメッセージになる．

柔らかな笑顔を忘れずに，最初は少しゆっくりと話したい

　慣れない場所で初対面という状況では，ただでさえもクライアントは緊張し不安になりやすい．「カウンセラーはどんな人か，何を言われるだろうか」と不安を抱くクライアントには，柔らかな笑顔が「あなたに害は与えません」というメッセージになる．最初ほど，少しゆっくりとていねいにしゃべること．相手の理解度や反応を確認するためにも，せかせかと急がないように注意しよう．また，専門用語は避けて，日常的な言葉を用いるようにしたい．これでクライアントはリラックスする．

面接の目的を共有する

　今から何のために話し合いをするのか，これがすれ違わないように，最初からクライアントとカウンセリングの目的が確認できるとよい．臨床のように自発的に受診した患者さんでは問題が少ないが，家族が無理に連れてきた場合，健診の事後指導などでは，注意を要する．いわゆる医師の診察の前の問診であれば，「先生の診察の前に，とりあえず私がお話をお聞きします」など，相手は何もわからないという前提でオリエンテーションを行う．プライバシーは守られること，言いたくないことは言わなくてもよいことなども，あらかじめ伝えておくとよい．

あいさつ・言葉づかい

第一印象　友好的・心をゆるす
適度な距離感

- 自己紹介，相手の確認
- 表情・声のトーン
- ゆっくりとわかりやすい言葉

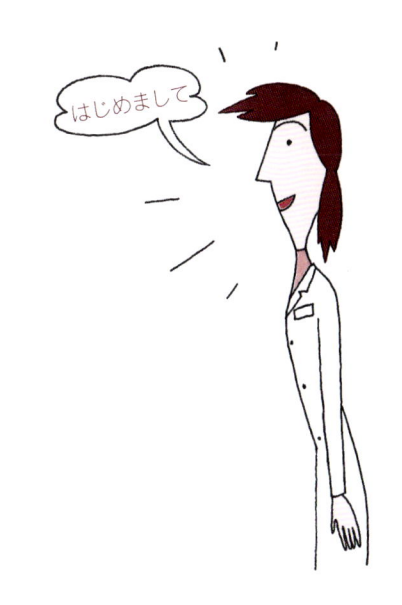

（はじめまして）

Self-Check セルフチェック

あいさつ・言葉づかいは

| 相手の目を見て，あいさつをしているか |
| 職種も含めて，自己紹介をしているか |
| 相手の名前を確認し，話の中でその名前を使っているか |
| リラックスして，にこやかにしているか |
| 言葉は聞きとりにくくないか，早過ぎないか |

今日からできる実践課題

❶ **家族にもきちんとあいさつをする**

「おはよう」「行ってきます」「ただいま」「ありがとう」「お帰りなさい」など，だれでもいつでも使っているあいさつを，少し意識的にていねいに行ってみよう．家族だから言わなくてもわかるはずと思わずに，とくに「ありがとう」の頻度を増やすと雰囲気がよくなる．

❷ **職場で同僚に自分から積極的にあいさつをする**

にっこりと笑って「おはようございます」「お疲れ様でした」「ありがとうございます」など心をこめてあいさつをしてみる．廊下ですれ違ったときも会釈をしてみよう．このように，あいさつの練習場面はいくらでもある．上手なあいさつが身につけば，対人関係が良くなるかもしれない．

❸ **知らない人にも会釈やあいさつをしてみる**

電車の駅で，駅員さんの「ありがとうございます」に「おはようございます」と答えてみる．

ドアを開けてくれた人に「ありがとうございます」とお礼を言う．買い物をしたら「お世話様」，追い越すときは「ちょっと失礼」など，短い言葉を気楽に声に出してみよう．

4 初対面のあいさつで心がけることは

実践編：Part-1　初回面接

5 相手の言いたいことをどう引き出すか

Point
「開かれた質問」でクライアントの最大の関心事を聞き出す．今日ここに来た直接のきっかけや理由も参考になる．問題の経過や背景をおさえると，何が問題なのかがより明らかになる．

困っていること，何とかしたいこと（主訴）がないかをおさえる

　ふつうはまず，「どうなさいましたか」「ご相談になりたいのはどんなことですか」などと問いかける．これは，「はい」「いいえ」で答える質問ではなく，クライアントが自由に答えられるような問いである．これを「開かれた質問」という．これにどのように答えるかで，クライアントのもっとも問題にしていること（主訴）が何かがわかる．そして，開かれた質問は，クライアントに「自分のありのままが受け入れられている」と感じさせる．

答えやすい（考えなくてもよい）質問から始めると，ほぐれるときもある

　クライアントがひどく緊張していたり，自分の問題をどう話したらよいか困惑しているような場合は，もっと単純で答えやすい質問から始めることもある．たとえば，家族構成や仕事の内容，住居などである．いったん会話が始まってしまうと，気持ちがほぐれて，その後がスムーズになる場合もある．臨床でも家族や職場の勧めでしぶしぶ来ている場合，診断書がほしいため，など面接に訪れる理由はさまざまである．いずれにしても，クライアントが今，ここに来た理由や動機を具体的に把握することが，カウンセリングのスタートでは大切になる．

その問題に対して，これまでどんな行動をとったのか，そしてその結果は？

　その問題は，いつごろから始まって，どうなったのか，それを解決するために今までどんなことをしてきたのか，これまでに受診や相談したりしたことはなかったのか，あったとすればそれはいつごろでどこに行って，その結果どうなったのか，などが，次に聞き取るべき情報になる．詰問調にならないように，クライアントが自分の記憶を時間経過で整理できるようにさかのぼりながら尋ねていく．これが臨床における現病歴に相当する部分である．

何を求めているのかをつかむ

- 今，なぜここに来ているのか
- 困っていることは何か
- 何が気がかりか，どこがどうなってほしいか
- どこかからの紹介か
- 直接のきっかけがあるか

その問題の経過

- いつごろから生じて，どうなっているか
  だんだん悪く・変わらない・少しは良いか
- 以前にも同じようなことがあったか，初めてか
- 以前にあったら，そのときはどうしたか
  受療・相談・自然に軽快
- 思い当たるきっかけや原因のようなものは
- 今日の行動のきっかけは
- 医療機関でどのように言われているか

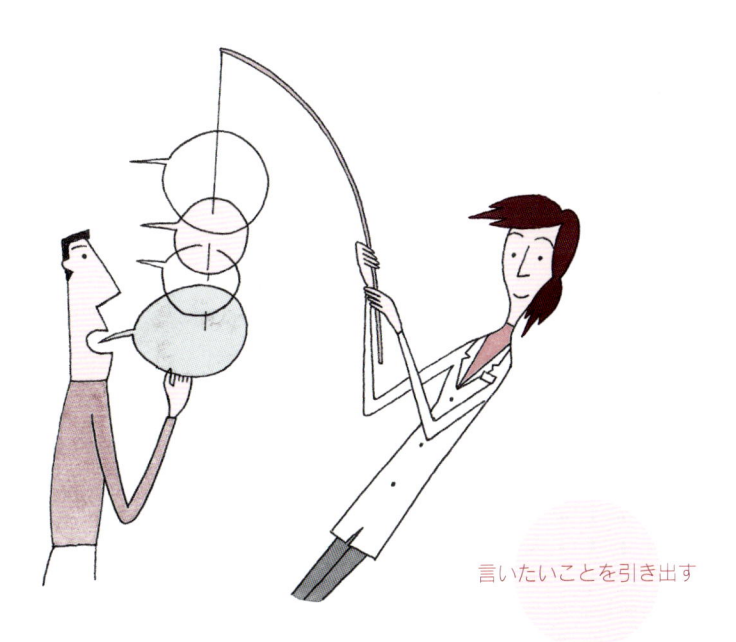

言いたいことを引き出す

Self-Check セルフチェック

「開かれた質問」と「閉じられた質問」を区別してみましょう

この結果については，どのようにお考えですか
去年も血糖値が高かったですか
いつから，そのような症状が気になりましたか
今日はどうなさいましたか
どんなことがお困りですか

実践編：Part-1　初回面接

6 面接の時間配分はどうするか

Point
30～40分で，あいさつから，まとめまでの流れを作る．2/3以上の時間はクライアントから聴き取ることに用いる．

初回面接の目安は30分から40分

　1時間以上かけてゆっくりと行うカウンセリングは，日本では教育機関や心理センターなど特殊な状況に限られる．保健医療の第一線では，長くても30～40分が実際的と思う．初回面接は緊張を強いられるので，これ以上長いと疲れてしまうクライアントもいる．欧米においても，一般的に精神（心理）療法の時間は短縮される傾向にあり，短い時間で無駄なく行うことが望まれている．

初回はクライアントの理解に2/3以上を使う

　どんな人で，どんな問題があり，これまでにどのような経過をたどってきたのか．何ができそうで，どんな気持ちでいるのかなど．これらは，初回面接で大づかみしておきたいことがらである．理解しておきたいことは，きりがないほど多いが，細かなことにこだわり過ぎないほうがよい．それよりは，コミュニケーションの項（14頁）で述べたように，非言語的，準言語的メッセージは大きいので，五感を研ぎ澄ませて，クライアントの言わんとすることをできるだけ多く受け止めよう．全体の2/3は相手からの情報をキャッチするための時間になるだろう．

最初にオリエンテーション，最後にまとめを

　「人の記憶はあいまいでおぼつかない」．これを前提に，最初の数分であいさつと，面接の目的やおよそ使える時間などのオリエンテーションを行い，最後の数分は話し合ったことのまとめや次回までの課題，予定の確認などを行うとよい．大切なことは，きちんと書いてメモして渡すこと．「何かわからないことはありませんか」あるいは「言い残したことはありませんか」などと尋ねて，理解したかどうかを確認しよう．

時間のマネジメント

- 最初の面接は，30〜40分を目安にする
- 最初におよその時間を相手にも伝えておく
- 説明よりも聴き取ることにほとんどを費やす
- 気づかれないように時間をチェックする
- オリエンテーションとまとめを行う
- 最後に質問と確認を

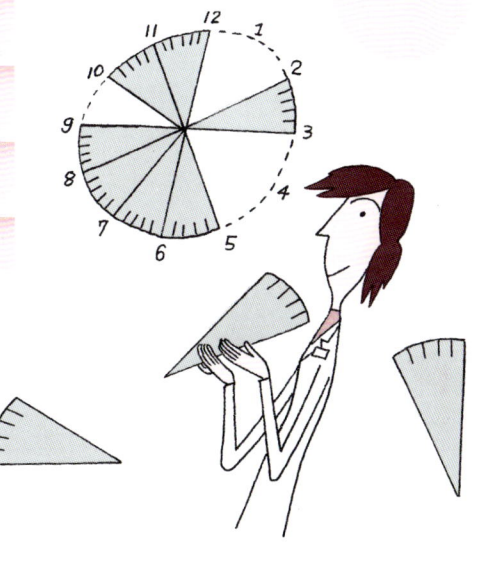

時間配分

Self-Check セルフチェック
時間のマネジメントしてますか

面接にどのくらい時間を費やしているかを知っているか
話の途中で腕時計を見たりしていないか
クライアントの疲れ具合を考えているか
一度に何もかも知らなければ，と欲張っていないか
大切なことはメモして渡すようにしているか

今日からできる実践課題

❶ ふだんの会話や家事でも，時間を意識してみよう
お友達との楽しい会話や，家事などで，始まりの時間と終わる時間をチェックしよう．同じ20分でも長かったり，早かったり，大きく異なることに気づく．だいたいの時間感覚が身につくと，ほどよい時間の使い方がしやすくなるだろう．

❷ スピーチやプレゼンテーションで時間を測ってみる
学会発表などでは，10〜15分程度の短時間で内容をプレゼンテーションしなければいけない．人前でのスピーチも3分あれば，かなりの分量になってしまう．
自分の話すことを，文章にまとめてみる練習をしてみよう．1分で300字程度が聞きやすい分量の目安になる．

実践編：Part-1　初回面接

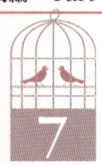

7 なぜそれが必要か 全人的な理解とはどんなことか，

Point
クライアントの気持ちや考え，生活のしかたや環境を総合的に知ること．そうすることで，解決すべき課題やそのための手がかりが見えてくる．

「問題を抱える生活者」としてクライアントを理解すること

クライアントは多かれ少なかれ何らかの問題があって，カウンセリングに来ているはずである．カウンセラーにはその問題の性質とそれを取りまく条件を分析する緻密さと同時に，クライアントを「その問題をもつひとりの人」として理解する洞察力が必要である．「どんな人で，どんな気持ちでいるのか，何ができそうか」などがわからないと，カウンセリングが的外れになってしまうからである．

身体面，行動面，心理社会面に分けて整理すると抜け落ちない

カウンセラーに，占い師のような眼力はいらない．専門家として目の前のクライアントに暖かな関心を抱きながら，必要な情報を集めればよい．必要な情報がとれたかどうかの一つの目安は，5項（44頁）で述べた主訴やその経過を聞きとることによって，カウンセラーが「なるほど」と納得（了解）でき，今からどうしたらよいかがイメージできるようになることである．また，他の人に数分でプレゼンテーションしてみるのも，良い方法である．最初のうちは，図にあるように，身体状況，行動面，心理社会面に整理しながら話を聞くと抜け落ちが少ない．

習慣・行動は，気持ちや考え，価値観などとも関係している

行動変容を行うための食事や身体（社会）活動などのアセスメントでは，正確さよりは心理面との関係で柔軟に把握することのほうが大切である．これが疫学調査とは異なる点である．心理面ではとくに抑うつや不安が強くないか，意欲はどうか，に注意したい．これはクライアントの表情や話しかたなどからおよその見当がつく．また，自分の問題をどう受け止めているか，何が大切なのか，どんなことがストレスか，なども知りたいことである．

基本的な食事や運動，睡眠やストレス対処などについては，簡素な質問票を用意して，待ち時間を利用して自分で書いてもらっておくと効率がよい．

全人的な理解

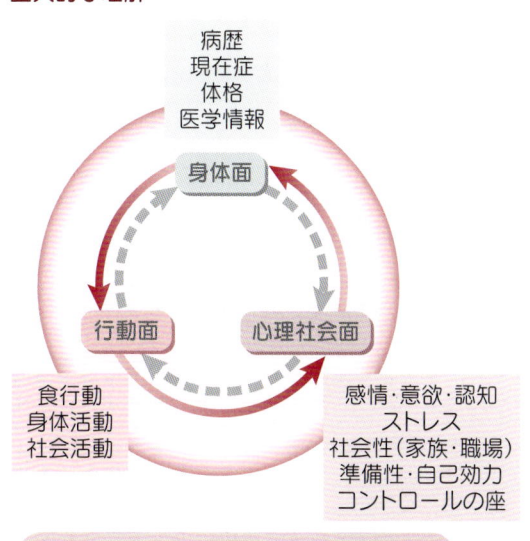

病歴
現在症
体格
医学情報

身体面

食行動
身体活動
社会活動

行動面 ← → 心理社会面

感情・意欲・認知
ストレス
社会性（家族・職場）
準備性・自己効力
コントロールの座

クライアントの理解（全人的評価）
気分は？　認識は？　実行力は？

（丸山，足達，武見監修：栄養教育論，南江堂，2006より）

心理社会面で気をつけたいこと

- 抑うつや不安が強くないか
- 意欲はありそうか
- 自分の病態を自分でどのように感じているか
- どんなことがストレスになっているのか
- 家族や職場での対人関係や仕事の内容は
- 楽しみや気晴らしになっていることは何か
- 自分でできそうと思っていることは

Self-Check セルフチェック

クライアントの理解に心がけていますか

クライアントの話の中身だけに気をとられていないか
表情や声の調子から，どんな気持ちかを察しているか
相手の反応に注意しながら，話しているか
面接後に，クライアントの暮らしぶりがイメージできるか

今日からできる実践課題

❶ 面接の直後に，ケースレポートを書いてみる

面接中は聞くことに集中すると，メモをとることくらいしかできない．そのメモを元に面接直後に20分程度で，記録（A4，1枚程度）をまとめる習慣をつけるとよい．その際，全人的な理解の図にそって，系統的に誰にでもわかるような文章にする．書いてみると，聞き落としたこと，わからなかったことがはっきりする．

❷ 他の人に2～3分でアウトラインを説明してみる

自分で理解していることを，他の人に「こんな人で，どんなことが問題で……」とまとめて話してみよう．もちろんプライバシーは守らなければならない．聞く人に，その人のイメージや問題点を伝えることができれば，かなりよく「わかった」ことになる．

実践編：Part-1　初回面接

8 それをどのように考えるか　習慣変容への準備性とは何か、

Point
準備性とは，クライアントの「行動を変えるための心の準備」がどの程度できているかという概念である．準備性が高ければ行動変容は成功しやすく，無関心なら，深追いしても無駄になりやすい．

クライアント自身の考えや態度を重視する

習慣を変えるのはクライアント自身なので，本人に「その気」がなければ始まらない．習慣変化への心の準備を準備性とよぶが，それには，本人の価値観や，知識や関心など，さまざまな要素が絡んでいる．

「たばこをやめるのは嫌だけれど，運動はしてもよい」など，習慣の種類によっても異なる．プロチャスカ（Prochaska）が禁煙について最初に導入した変化のステージ理論または段階的変容モデル Transtheoretical Model（TTM）がその代表的な理論モデルである．

TTMでは，無関心（意識）から，維持まで，5つの段階に分類

段階的変容モデルでは，前熟考期，熟考期，準備期，実行期，維持期（図参照）という5段階が用いられる．禁煙を例にとると，前熟考期にある人は，近い将来（6か月以内）には禁煙をする気持ちがなく，禁煙に抵抗したり，やる気がなかったり禁煙と健康の情報にも耳を傾けない．熟考期にある人は，気持ちが揺れ動いていて，葛藤している．準備期にある人では禁煙への気持ちが固まりつつあり，ふつう1か月以内くらいに踏み出すといわれる．実行期にある人はすでに禁煙したが6か月はたっていない．維持期の人は禁煙して6か月経過しており，再発しないように禁煙を続けることが課題となる．

実際の面接では大雑把にとらえ，隠れた「やる気」を引き出したい

TTMは，禁煙だけでなく，体重コントロールや運動促進，食事改善にも応用されている大切な考え方である．しかし行動変容のための面接では，「やる気がある」「あいまい（グレーゾーン）」「やる気がない」の3種類程度に分類する方が実際的と思う（DVD参照）．また面接にあたっては，人の気持ちは流動的で柔軟な面があるので，この準備性を固定化して考えないほうがよい．上手な面接でこの準備性が高まり「やる気」が引き出されることも少なくない．

行動変容への準備性（readiness）

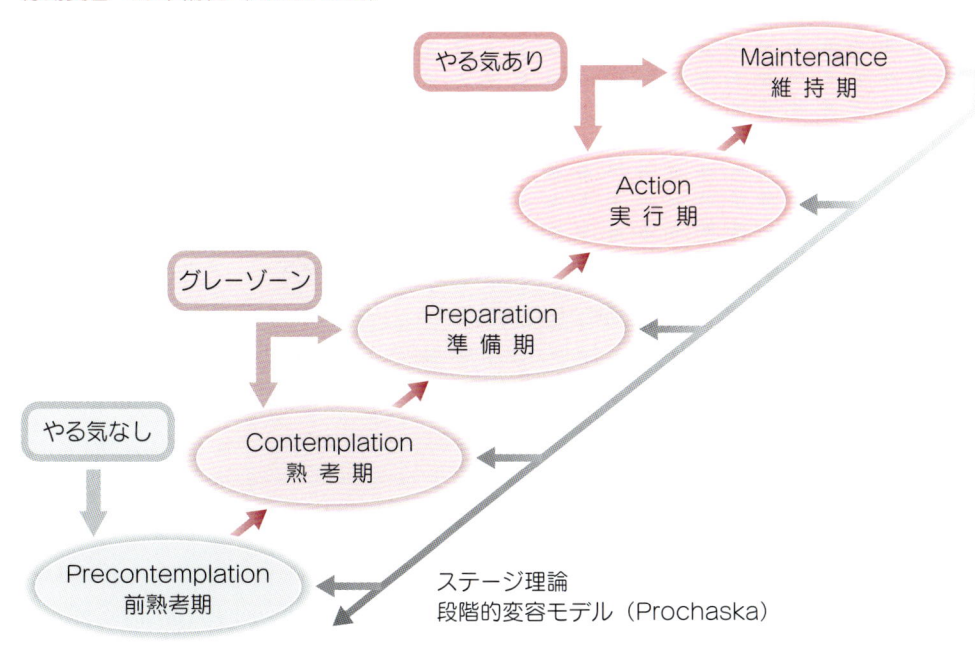

- やる気あり → Maintenance 維持期
- Action 実行期
- グレーゾーン → Preparation 準備期
- Contemplation 熟考期
- やる気なし → Precontemplation 前熟考期

ステージ理論
段階的変容モデル（Prochaska）

段階的変容モデル（TTM）

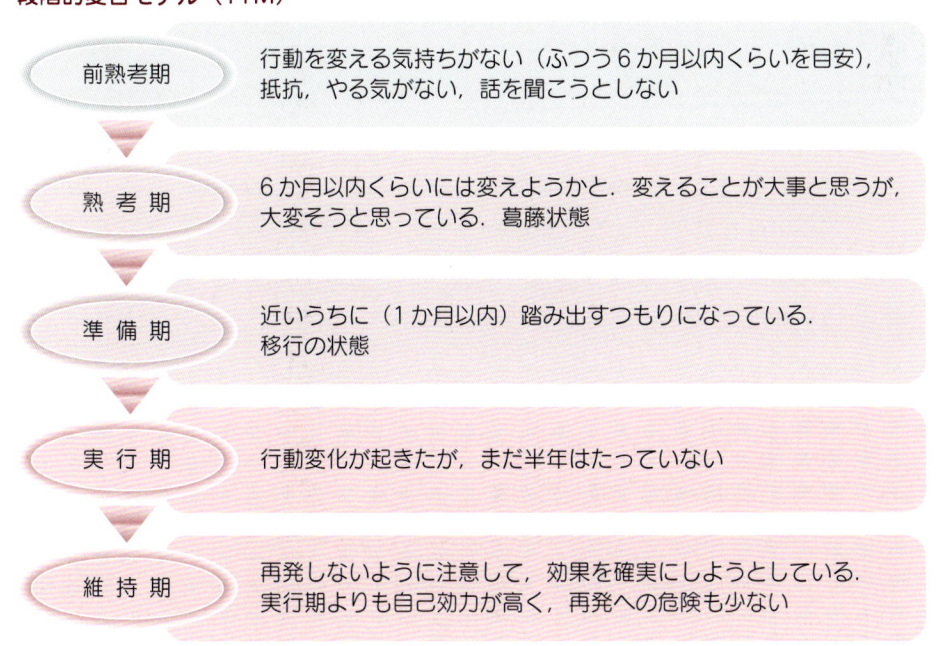

前熟考期	行動を変える気持ちがない（ふつう6か月以内くらいを目安），抵抗，やる気がない，話を聞こうとしない
熟考期	6か月以内くらいには変えようかと．変えることが大事と思うが，大変そうと思っている．葛藤状態
準備期	近いうちに（1か月以内）踏み出すつもりになっている．移行の状態
実行期	行動変化が起きたが，まだ半年はたっていない
維持期	再発しないように注意して，効果を確実にしようとしている．実行期よりも自己効力が高く，再発への危険も少ない

準備性に応じた対応とはどんなものか

> **Point**
> 抵抗を強くしないように無理強いしない．できそうなことを一緒に探すことが大切．

目の前のクライアントは，「何か」を求めていると考える

　自発的に来院する患者さんと，会社や家族から勧められて渋々という人では準備性が異なる．カウンセリングが空回りしないよう，相手の準備性を早めにキャッチしたい．ただどんな場合でも，カウンセラーはクライアントが本当は何かを求めていると考え，その「何か」を探そうとするべきである．そうしないと大切なことが見えなくなるからである．

グレーゾーンの人では「抵抗」を強くしないように

　初対面の人から「これはよくない，改善すべき」と決めつけられると，わかっていても「よけいなお世話」と抵抗が強くなってしまい逆効果である（DVD参照）．グレーゾーンの人では，まず自分の考えや状況などを語ってもらい，そこから長所や努力している点に注目したい．そのうえで，できそうなことを一緒に探すのがよい．そして実際には，このグレーゾーンの人たちが，もっとも多いと思われる．

やる気がなさそうなら無理強いせず，必要な情報はクールに伝える

　やる気がまったくなさそうでも，「これまでに試したことは？」など考えや経験を聞いてみよう．今は無理でも，状況が変わればできるかもしれない．また，食事が無理なら運動は，それもだめなら睡眠は，歯磨きは，ストレスは，など，生活をより広く見渡せば，クライアントの関心を引き出せる可能性もある．どちらにしても，本人の考えを尊重すること，必要最低限の情報はきちんと伝えること，などを心がけよう．

準備性が十分ならば，具体的な助言と実践ツールを

　すぐにでも実行しそうな気配があれば，すかさず「何をどうしたらよいか」を具体的に提案してみる．「やる気」さえ高まっていれば，セルフケア教材だけでも相応の効果があることが，著者の研究で明らかである．
　大切なのは，クライアントが「自分のために自分で決めた」と感じられるようにすること．このようなクライアントでは，具体的に行動を取り決め（58頁参照）て，一定期間その行動を記録にとらせること（セルフモニタリング）が，もっとも確実にできる行動変容法であろう．

9 準備性に応じた対応とはどんなものか

習慣変容への準備性

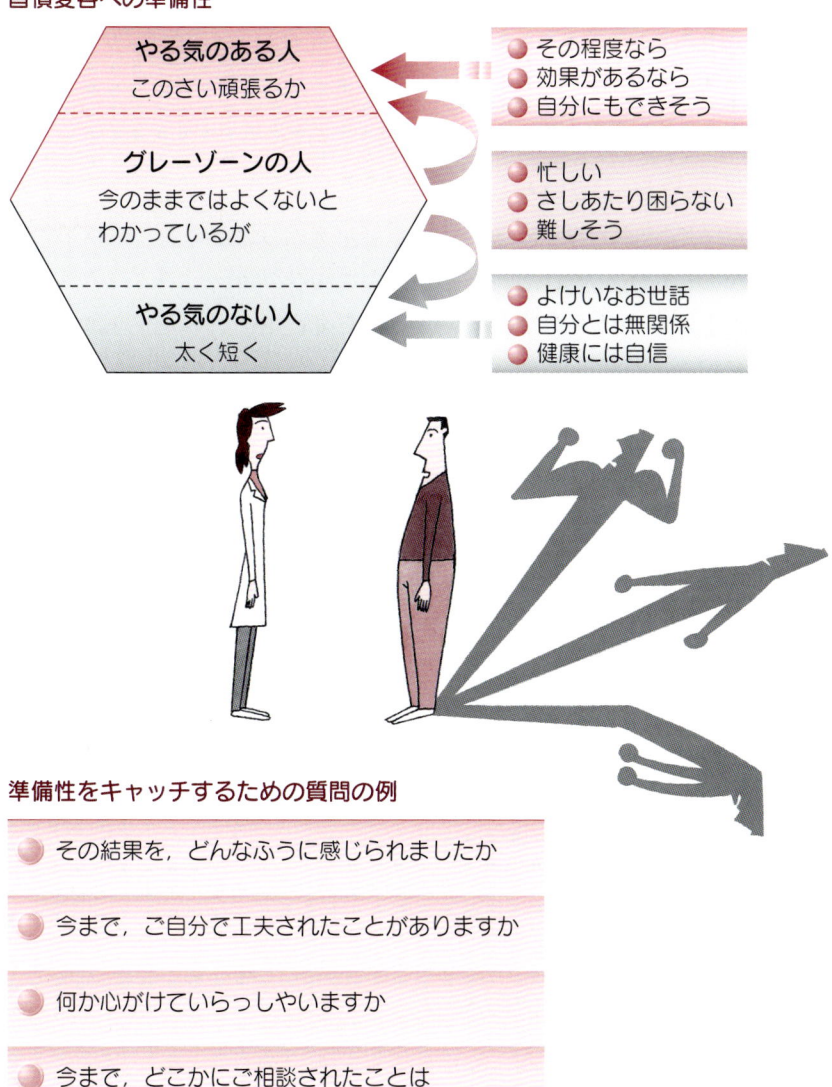

- やる気のある人
  このさい頑張るか
  - その程度なら
  - 効果があるなら
  - 自分にもできそう

- グレーゾーンの人
  今のままではよくないと
  わかっているが
  - 忙しい
  - さしあたり困らない
  - 難しそう

- やる気のない人
  太く短く
  - よけいなお世話
  - 自分とは無関係
  - 健康には自信

準備性をキャッチするための質問の例

- その結果を，どんなふうに感じられましたか
- 今まで，ご自分で工夫されたことがありますか
- 何か心がけていらっしゃいますか
- 今まで，どこかにご相談されたことは

Self-Check セルフチェック
こんな指導や思い込みは要注意

健康や習慣の大切さをわからせようとする
一生懸命説得すれば，相手はわかってくれるはずと思う
やる気のない人は，どうせ何をしても「だめ」に違いない
やる気さえあれば，自分でできるはずなので，とくに支援は必要ない
食べすぎと運動不足のせいで，○○病になっている

263-01089

実践編：Part-1　初回面接

10 やる気を高めるための面接の留意点は

Point
良い結果がでると，行動はおきやすくなるという原則を意識する．望ましい行動に注目する，ほめる，励ます，などが上手になろう．

長所，努力しているところ，改善点からクライアントの関心のありかを明らかに

「朝食を食べる」などクライアントが当然と思っていても，それが望ましい行動であれば，「それは良い習慣ですね」と評価しよう．「早足で歩くようにしている」「飲みすぎないようにしている」など現在意識的に心がけていることに対しては，「実行できていますか」「やってみていかがですか」などと，その努力に注目を示したい．

自分が関心をもって努力していることを認めてもらえると，誰でも嬉しいし，一層頑張れる気持ちになるものだからである．また，何かの行動を実行した結果，クライアントがどんな感想を抱いているのかも，今後の参考になる．クライアント自身が何に関心を抱いているのかが明確になれば，話を進めやすい．

少しの努力でより改善できそうなことを探す

血圧が問題になるクライアントで，たとえばクライアント自身が「塩分のとりすぎが問題」と思っていれば，最初は減塩をテーマにするのが一番の近道になる．そして，減塩のために，今どんなことができていて，何なら少しがんばれば実行できるのか，について具体的に話し合ってみよう．たとえば「ラーメンやうどんの汁を残す」はできているが，「漬物はあれば全部食べてしまう」場合，漬物を半分に減らすことはできそうかどうかを検討してもらうことになる．「これだけで，塩分が3gは減りますよ」などと具体的な数字を出すとイメージが鮮明になる．

それを実行すれば，良い結果がでると期待させる

減塩法にめどがついたら，同じようにほかの食習慣や身体活動や休息などにも話を広げてみよう．

その気になって勢いがつくと，さほど大変でなければ，それもやってみようかなという気持になりやすくなっている．コンピュータから離れて，5分でもストレッチをすると「肩こり防止にも，リラックスにもなりますよ」など，血圧コントロール以外の効果も強調するとよい．負担が少なく，効果があって，クライアントができそうな行動を具体的にイメージさせることが，行動をスタートさせるための推進力になる．

やる気を高めるための面接の留意点は

意欲を引き出すポイント
- 相手が関心をもっていることを取りあげる
- いま工夫していること，してみたいと思っていることに注目する
- 少し努力すればできそうなことを提案する
- 挑戦することに意義がある，と励ます
- 完全主義ではなく，ステップを小さくする
- できたら起きる「良いこと」を強調する

上手なほめ方
- どこが良いのかを，具体的にほめる
- 望ましい変化を見逃さずにすぐにほめる
- お世辞との違いをよくわかっておく
- 言葉だけでなく，感情をこめて
- 相手がほめてほしいことをほめる
- 結果の前に努力しているプロセスを評価する
- 望ましい行動と望ましくない行動をはっきりさせておく

やる気を出させるために
- 変えるとどんな良いことが起きるかをイメージさせる
- そのくらいなら「自分にもできそう」と思わせる
- クライアントが変えた行動に注目する
- 行動の結果生じた良いことをフィードバックする
- 達成感，満足感を実感させる
- 成功したら，自分にご褒美を与えさせる

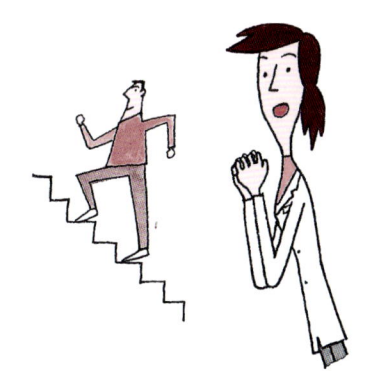

Self-Check セルフチェック

あなたの楽しみやストレス解消はどんなこと（これがご褒美に）

スポーツ	買い物	おしゃべり	お風呂	散歩	テレビ
ネット	読書	お酒	園芸	ペット	家族団欒
仕事	旅行	車	音楽		

今日からできる実践課題

❶ 自分でも家族でも友人でもほめる練習をする
上手なほめ方（表）を参考にして，良いところ探しをしてみよう．悪いところは気づきやすいが，良いところは当然と思って見逃しやすい．

❷ 仕事の後にリラックス，努力の後に娯楽などで自分にご褒美を
日常にご褒美（趣味，娯楽，雑誌など何でも）を多く取り入れる．
楽しみが待っていると，仕事もやる気になることが実感できる．

❸ ほめてくれる友人や知人を大切にする
ほめ上手な友達はかけがえがない．とくに落ち込みそうなときは，元気になれて自信も戻る．滅入っていてはやる気も起きない．

実践編：Part-1　初回面接

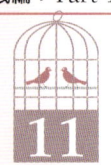

11 理解させるためにはどうしたらよいか　行動変容に必要な情報を確実に

Point
簡潔に，最低限の情報に絞り込むこと．クライアントが理解できる量，記憶できる量には限りがある．欲張りすぎて焦点がぼやけてしまうことがないように注意する．

「実生活で何をどうすればよいか」と「そのための理由」が大切

　習慣を変えようかと思っている準備性の高い人に対しては，ほとんどの場合これで十分である．一般的な保健指導では，クライアントの知りたいことに比して，提供する情報の量が多すぎているように思う．
　「教えなくては」というこちらの気持ちと，専門家としての責任感からかもしれない．カウンセリングでは，クライアントが「今から何をどうしたらよいか」という実生活に即した具体的な行動と，そうするのはなぜかという根拠を理解させることが大切になる．

クライアントの知りたいことを，理解力に合わせて少しずつ

　「どんなことが一番お知りになりたいですか」と尋ねてみよう．知りたいこと，疑問があれば，それに合わせて説明するのが一番楽である．図示したように，提供した情報が行動変容につながるためには，まずその情報に注目させることがスタートである．関心のないことは頭を素通りしてしまうからである．カウンセラーが一生懸命説明しても，クライアントが理解して記憶できるのはその中のごく一部というのが実態である．理解力も個人差が大きいので，クライアントの理解力に合わせて，内容を選ぶ．情報も多くなるほど，何が大切なのかがわかりにくくなる．シンプルが一番である．

わかりやすい教材を準備して，自己学習を促す

　面接だけでわからせようと欲張らず，クライアントが自己学習できるよう工夫したい．簡潔な教材を用意して面接の直後に読んでもらうと，クライアントはマイペースで理解できる．その場合も，欲張らず今さしあたり必要なことだけに絞った方がよい．目的はクライアントのセルフコントロールであることを忘れず，少しずつ段階的に必要な知識が頭に入るように，整理して提供しよう．また大切なことは，必要なら何度でも繰り返そう．「前にもお話ししましたけれど」と，嫌味にならないように，もう一度，噛んで含めるように言わないといけない場合も多い．

11　行動変容に必要な情報を確実に理解させるためにはどうしたらよいか

情報が行動に変わる過程

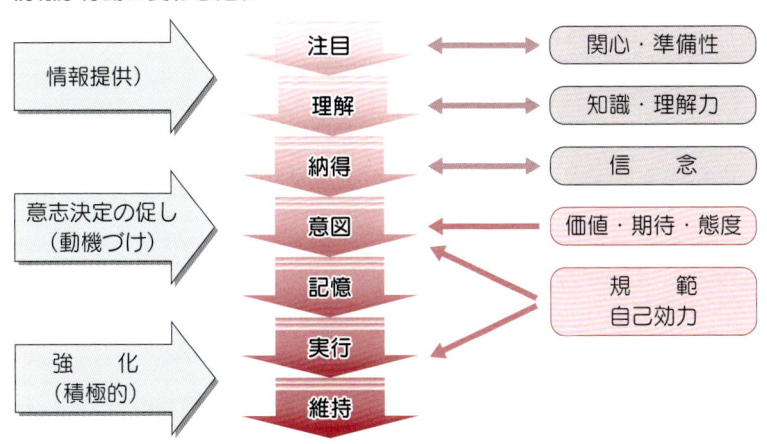

情報提供　→　注目　↔　関心・準備性
　　　　　　　理解　↔　知識・理解力
意志決定の促し　　　納得　↔　信　念
（動機づけ）　→　意図　←　価値・期待・態度
　　　　　　　記憶
強　化　　　　実行　←　規範・自己効力
（積極的）　→　維持

行動変容に必要な知識とは

- 自分が今から何を，どうしたらよいか
- その理由
- それによってどんな利益が得られそうか

→ この3つを具体的に理解すること
何かを始めるにはエネルギーが要る
行動変容は一種のストレス

Self-Check セルフチェック

こんなことはありませんか

クライアントの疑問に答える前に教えようとしていないだろうか
あれもこれもと，つい欲張って説明することはないか
理由がわかればできるはず，と思ってしまう
教材やツールは相手に合わせて選んでいるだろうか
クライアントの理解力を念頭にいれているか

今日からできる実践課題

❶ **電話や仕事で話をするとき，言いたい内容を箇条書きにしてみる**
　まず結論を，次に説明という形にすると相手に伝わりやすい．メモをとって筋道をたてた話し方をするように心がけたい．

❷ **400字以内で，手紙を書く練習をする**
　字数制限の中で，大切なことを過不足なく表現することができるように．

❸ **文章を書いたら，その内容を変えずに半分に短縮してみる**
　ほとんどの場合，短くすることが可能．無駄や重複を省くと，シンプルになってわかりやすい．

実践編：Part-1　初回面接

12 どのようにして決めていくか 実行されやすい目標行動は

Point
努力すれば7〜8割は実行でき，効果が期待できる行動を，クライアント自身が考えられるようにする．

問題解決のために，何ができそうかを一緒に探す

「これまでに何か試してみたことはありますか」「ご自分では，どんなことならできそうですか」など，クライアントが以前に努力したことや，今から試みたいと思っていることがあれば，そこから糸口がみつかることも多い．不安やストレスも，そのきっかけを探ると，そこから解決のヒントを思いつくこともある．たとえば30歳代のうつ病の主婦が，長年の病気のため母親としての自信を失っており，同居中の姑から子どもを奪われるという不安を抱いていた．日常のささいな出来事で，その自信喪失の気持ちが刺激されると，強い衝動的な制御できない不安が生じていた．この関係が明らかになったので，毎日30分だけでも子どもと一緒に過ごすように提案したところ，すぐに実行して病状は改善した．

その行動を実行すれば，効果があるかどうか考える

たとえば減量目的の場合，ストレッチ運動だけでは減量効果はさほど期待できない．消費エネルギーを高める歩行などの有酸素運動が望ましいのは確かである．しかし本人が有酸素運動は今のところ無理でそれしかできないというならば，「それはだめ」と否定せず，いったんは受け入れたほうがよい．何もしないよりはずっとましである．ストレッチだけでもしばらく実行したら，本格的な有酸素運動への心の準備が進む可能性がある．ステップバイステップで，少しずつでも確実に進めたらよい．

自分で考えてもらう質問票を活用すれば，効率がよい

質問票を用意しておき，その場で自分でチェックしてもらい，そこから話を進めていくこともできる．右の質問票は，著者が非対面の減量プログラムで実際に用いたものである．

まず，それぞれの項目で「今できている」「努力すればできそう」「できない」を判断させる．次に「努力すればできそう」の項目の中から，実行する行動を選ばせる．図は身体活動についてであるが，食事についても同様で，身体活動と食事の両方から5項目程度選択させる．細かく聴き取っていくと30〜40分かかるプロセスを，この方法で行うと5分程度に短縮できる．白紙の状態で，面接だけですべてを知ろうとせずに，教材や質問票を駆使して段取りよくすると，お互いに楽になる．

実行可能な目標を立てるには

- 過去の努力や，本人の意向を確認する
- 努力すれば70〜80％は達成可能なもの
- 実行すれば効果が期待できるもの
- 具体的で明確な行動として
- 極端な変化ではなく，持続できそうなもの
- 具体的な例を示して，選択させることもできる

目標のたて方

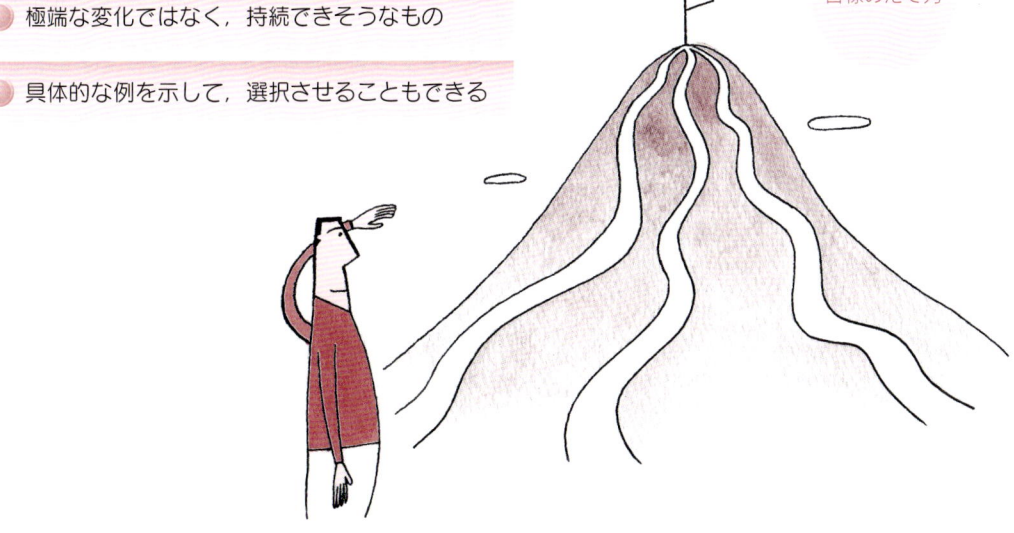

目標選択（身体活動）の例

	できている	できそう	できない
通勤，買い物などで1日40分以上歩く		○	
1日40分以上の早歩き・ウォーキング		○	
1日10,000歩以上歩く		○	
ストレッチを，1日15分以上		○	
1日20分以上ジョギング			○
そうじ，家事で1日30分以上よけいに	○		
ダンベル体操を1日15分以上		○	
腹筋運動を1日30回以上		○	
運動機器での運動を1日40分以上			○
プールやクラブで週に3回運動			○
エスカレータ・エレベータを階段に		○	
庭いじり，洗車，家事を週に3回以上	○		

できそうなことから目標を選択

「できそう」とは，努力すれば7〜8割はできそうなこと

（足達淑子監修：健康達人減量編，質問票より改変）

実践編：Part-1　初回面接

13 面接の終わり方 ――次へのつなぎ方はどうするか

Point
自宅でクライアントが何をどうしたらよいかが，具体的にわかるようにしておく．要点と宿題の確認を行い，次回を予約する．

要点が理解できたか，言いたいことがないか，質問したいことがないかを確認する

「よろしいですか」「おわかりになりましたか」「他に言っておかなくては」とか，「お聞きになりたいことはないですか」などで，クライアントの理解や疑問の有無を確認しておこう．そういわれて初めて自分の言いたいことを話し出す人もいる．それに対する反応で，面接をクライアントがどのように受け止めたのかも，およそ知ることができる．

覚えておいて欲しいことは，具体的に書いて渡す

記憶はあいまいなものである．そのときはわかっているつもりになっても，覚えているとは限らない．大切な点は，必ずメモして渡すようにしたい．とくに，実行してほしいことは具体的に，クライアントの目の前で，「○○ということでよいですね」とお互いに思い違いや勘違いがないかどうかを確かめながら，書いて渡そう．セルフモニタリングなどを宿題にしたならば，それが書けるかどうかも尋ねておく．

全体の予定，次回の具体的な計画を共有しておく

問題の性質によって，また個々のケースによって異なるが，これからの全体のスケジュールなど長期の見通しと同時に，次回の具体的な計画があれば，それを知らせておくのがよい．クライアントの立場では，全体のオリエンテーションを知って，それを了解したうえで，この後どうするかを自分で判断したいものだからである．

次回予約は2週間以内，遅くても1か月以内に入れる

通常，著者は初診の患者さんでは，1週後に次の診察を入れるようにしている．最初が肝心で，受診の影響を薬物への反応も含めて，できるだけ早く知りたいからである．こちらの印象が薄れないうちに，初診ではつかみきれなかった情報を捕捉する意味もある．

予防のための習慣改善が目的であっても，行動がどのように変わったのかを2週間以内に把握することが望ましい．三日坊主に終わっていたり，実行しようとしてもできなかったりする場合，2週間以上たつと，意欲をなくしてしまうクライアントが少なくない．

13 面接の終わり方―次へのつなぎ方はどうするか

次回へのつなぎ方

- クライアント自身が「何をどうするか」具体的にイメージできているかどうかを確認
- 要点をまとめる，質問や感想を聞く
- ポイントは書いて渡す
- 2週間以内の予約が理想的

次につなげる

初回面接 → 次回面接

- 全体スケジュール
- この間にすべきこと
- 次回の期日・内容

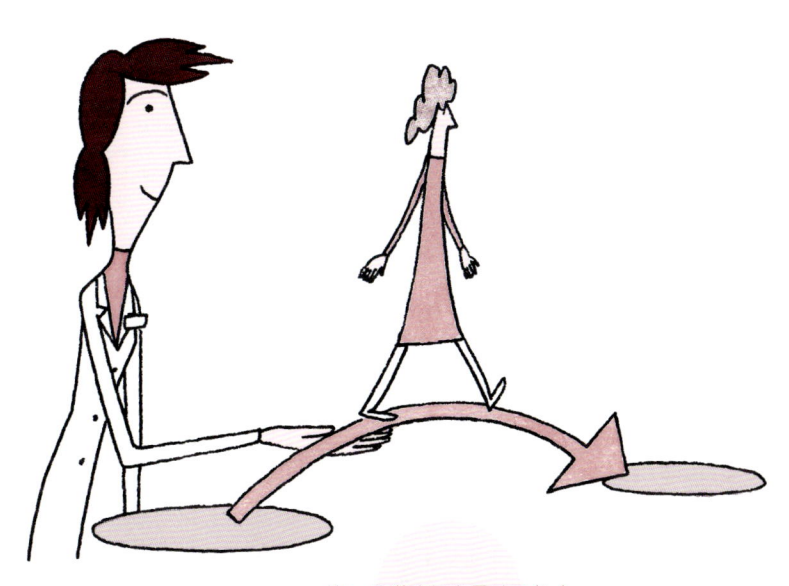

次への道すじを見せておく

今日からできる実践課題

❶ **テレビの連続ドラマで，つなぎの仕方の工夫を観察してみる**
前回のあらすじがわかるように少し重複して始まり，予告をして興味をもたせている場合が多い．

❷ **続けて仕事をしなければいけないとき，少しだけ，やり残しておく**
残った単純なことからはじめると，仕事にとりかかりやすく，スムーズに次に進めるようになる．難しい仕事も連続性をもって，少しずつにすれば前に進める．

実践編

Part-2 次回以降の面接

実践編：Part-2　次回以降の面接

1 そこでの目的は何か 2回目の面接はいつ行うのがベストか，

Point
2週間以内に，タイミングをはずさず，クライアントの変化を捉えて励ましたい．

初回面接から1週以内がベスト．2週間以上あけると小さな変化を見逃してしまう

　初回から1週後に2回目の面接ができると理想的である．具体的な課題や宿題をクライアントが実行したのか，うまくできたのか，その感想などを速やかに把握できるほうがよいからである．前項でも述べたようにスムーズに実行できる人は多くはなく，うまくいかない人では2週間以上あけるとモティベーションが下がってしまうことが多い．

2回目の面接での目的は，クライアントとの関係を確かにし，変化を確認して，努力を続けさせること

　初対面と2回目では，クライアントの緊張感は大きく異なっている．カウンセラーも少しゆとりと親近感をもって対することができるようになる．クライアントが2回目の面接を約束どおりに訪れてくれたら，初回面接が悪くはなかったと少し安心してよい．ドロップアウトは初回から2回目までにもっとも多く生じやすいからである．
　約束どおりに来てくれたことを喜んで，この間にクライアントにどんな変化が起きたのか，またどんなことに努力したのかなどをていねいに聴き取るようにしよう．ささいなことであっても，起きている事実や良い変化にカウンセラーは敏感になり，それをクライアントに率直にフィードバックするとよい．

わかりにくかったこと，聞き損なったことを少しずつ補足していく

　前回時間が足りなくて聞けなかったこと，最初から立ち入らないほうがよいと残しておいた話題など，クライアントをより深く理解するために知りたいことはいくらでもある．初回には気づかなかった，聞き漏らしもあるだろう．最初からすべてをわかろうと意気ごまずに，2回目以降の面接で，それらを話題にしながら，少しずつ穴埋めをしていくとよい．

2回目のタイミング・目的

- 理想は1週間後．2週間以上は空けないように
- 「約束どおり来る」という行動自体がクライアントの信頼と期待を表す
- 2回目面接では，初回面接の見立てを評価し，必要な情報を補強する

クライアントが2回目の面接に来ることの意味

- 面接が何らかの役にたった
- カウンセラーとの関係が悪くはなかった（苦痛ではなかった）
- これからに何かを期待している

スケジュール（治療の場合）の一例

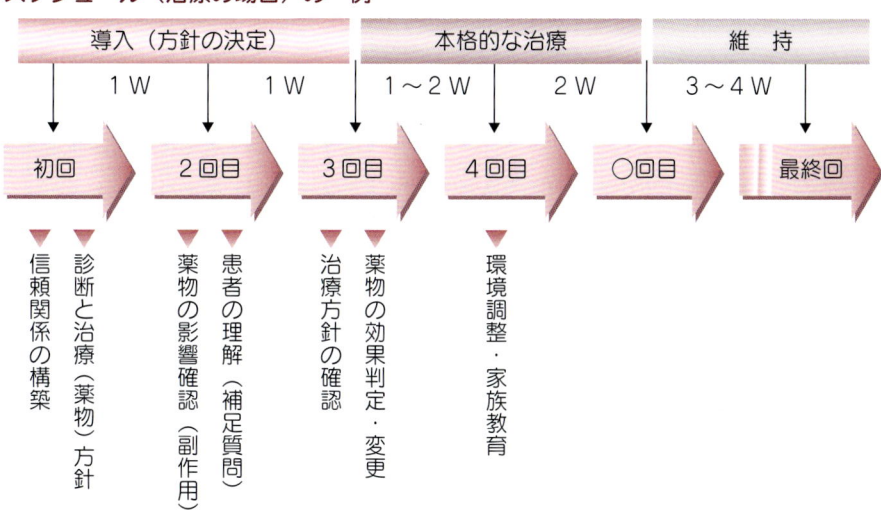

導入（方針の決定）		本格的な治療		維 持	
1W	1W	1〜2W	2W	3〜4W	
初回	2回目	3回目	4回目	○回目	最終回
信頼関係の構築／診断と治療（薬物）方針	薬物の影響確認（副作用）／患者の理解（補足質問）	治療方針の確認	薬物の効果判定・変更	環境調整・家族教育	

支持的精神療法・認知行動療法
（ストレス対処・自己主張・考え方の修正など）

薬物も含め治療がこれでよいというめどがつくまでの導入の時期は1週ごとに．
ある程度落ちついてきたら2週間に一度の通院に．
維持の時期には，薬を少しずつ減らしながら間隔も延長して経過を観察していく．

実践編：Part-2　次回以降の面接

2　最初の出だしで気をつけることは

Point
ありのままの変化をキャッチするために，誘導や先入観を避けて，最初は自由に語ってもらう．その間に前回との違いをていねいに見きわめたい．

開かれた質問でクライアントの率直な感想を大切にする

「この1週間はいかがでしたか」など，最初はクライアントが自由に発言できるような質問をするのがよい．これは開かれた質問（44頁参照）であり，「はい」「いいえ」の答えを求めるものとはまったく異なる．このように尋ねられると，クライアントはそのとき一番言いたかったこと，気にしていることを気兼ねなく話すことができる．声の調子や表情から，体調や感情を読み取るのは初回面接と同じである．

課題についての感想を尋ねる

初回面接で具体的な行動を助言していたなら，それについて「それを実行してみたか，その結果どうであったか」を確認する．もしセルフモニタリングで記録をつけることになっていたなら，「記録は持ってこられましたか」と必ず尋ねてみよう．こちらから何も言わなくても，用紙を提出してくれるクライアントもいる．こちらが出した課題については，忘れず必ずチェックすることが大切である．最初のうちに，毎回確実に確認することは，クライアントへの「宿題は大切」という暗黙のメッセージになる．

望ましい行動や変化を積極的に探して，具体的に整理する

実行はできなかったが記録はつけてきたという場合，「記録をつけた」という事実だけでも大いに評価すべき行動と考えたい．「なるほど，この記録でよくわかりますね」とそれに興味を示して，内容にも目を通すのがよい．クライアントが「何も実行できなかった」と自分を責めたり，カウンセラーに引け目を感じたりしないですむようにするために，試してみたこと，工夫したこと，体の調子（肩こり，便通）など，小さな変化や努力を見逃さずに，そこを評価しよう．変化を探す際，図のように体調（身体），行動，気持ち，考え，環境のそれぞれを念頭におくとよい．

尋ね方の例

出だしの質問
- この前からは，いかがでしたか
- この間の調子はどうでしたか
- 何か気づいたことがありますか

変化や課題について
- 何か変化はありましたか
- 何か試してみましたか
- 記録はいかがでしたか

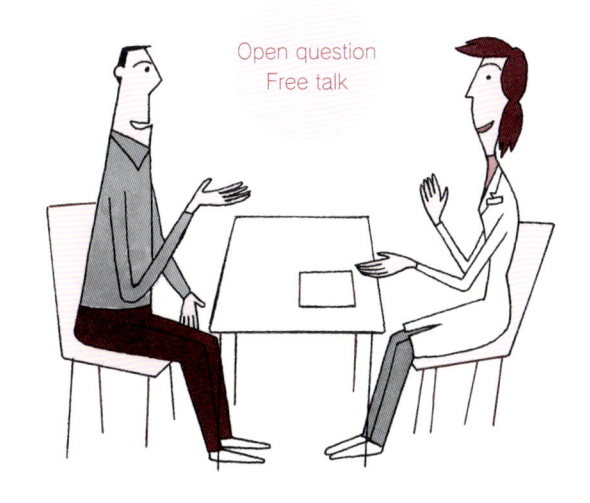

Open question
Free talk

変化をダイナミックに把握する

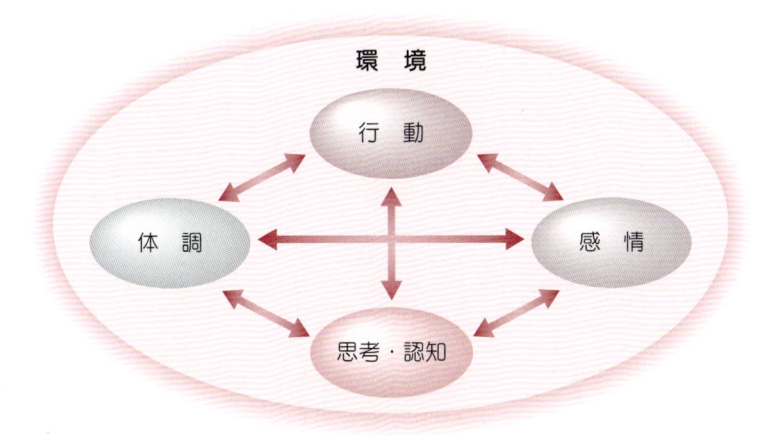

環境
- 行動
- 体調
- 感情
- 思考・認知

実際の行動は感情，思考，体調と相互に関係している．環境の変化があれば，これらも影響を受ける．このような力学的な関係として，前回からの変化をとらえるとわかりやすい．

3 （行動の評価）行動の変化をどう確認するか

Point
習慣の変化を確実に（客観的に）捉えるには，初回面接時からの動きをみる必要がある．自覚的（主観的）な変化は，そのつどクライアントに尋ねてみることで把握できる．

目に見える行動と，気持ち（感情）や考え方のどこが変化したかを区分する

たとえば1日の歩く時間が増えた，2杯食べていたご飯を1杯にしたなどのように具体的な行動が変わると，考え方や気持ちも動くことが多い．だから，何が変わったのかをキャッチしようとするときは，前項でも述べたように「目に見える行動」と「気持ち」と「考え」の3つに分けて，それぞれどうなったのかを尋ねるようにすると抜けが少なくなる．

実際の行動を具体的に聴き取る

「前回から変わったことや変えたことはありませんか」などと尋ねて，クライアントから直接変化を聴き取ろう．クライアントの表情や声の調子など，こちらが受ける印象の違いも，重要な情報源となる．このような質問を投げかけることで，まず，クライアント自身はどこが変わったと思っているかをつかむことができる．このようなクライアントの主観的評価は，実際のカウンセリングにおいては記録や質問票以上に大切である．

セルフモニタリングを宿題にして，その記録から把握する

血圧の記録，血糖値の記録もセルフモニタリングの一種である．そのほかに，目標行動が達成できたかどうかなども記録しておけば，それを用いて，変化をかなり正確に把握できる資料になる．面接時間は限られるし，クライアントの記憶もあいまいになりがちなので，知りたいことがあったら，どんなことでも，書いてきてもらうように頼むとよい．具体的な方法さえわかれば書いてくる人は多い．

評価表や質問票を準備して，その場で書いてもらって比較する

数分で記入することのできるような，簡単な評価表や質問票を用意しておき，経過を追って同じものを書いてもらうと，どこがどのように変わったのかがよくわかる．面接でのカウンセラーの印象やクライアントの感想は主観的なものであり，それも重要ではあるが，このような比較的客観的な評価表を用いると，まちがいが少ない．

行動の変化のとらえ方

- 具体的な行動の変化，気持ちの変化，考えの変化に分けてとらえる

- セルフモニタリングから，変化をみつける

- クライアントから，具体的に聴き取る

- その場で書ける評価表を活用する

体重・行動記録表

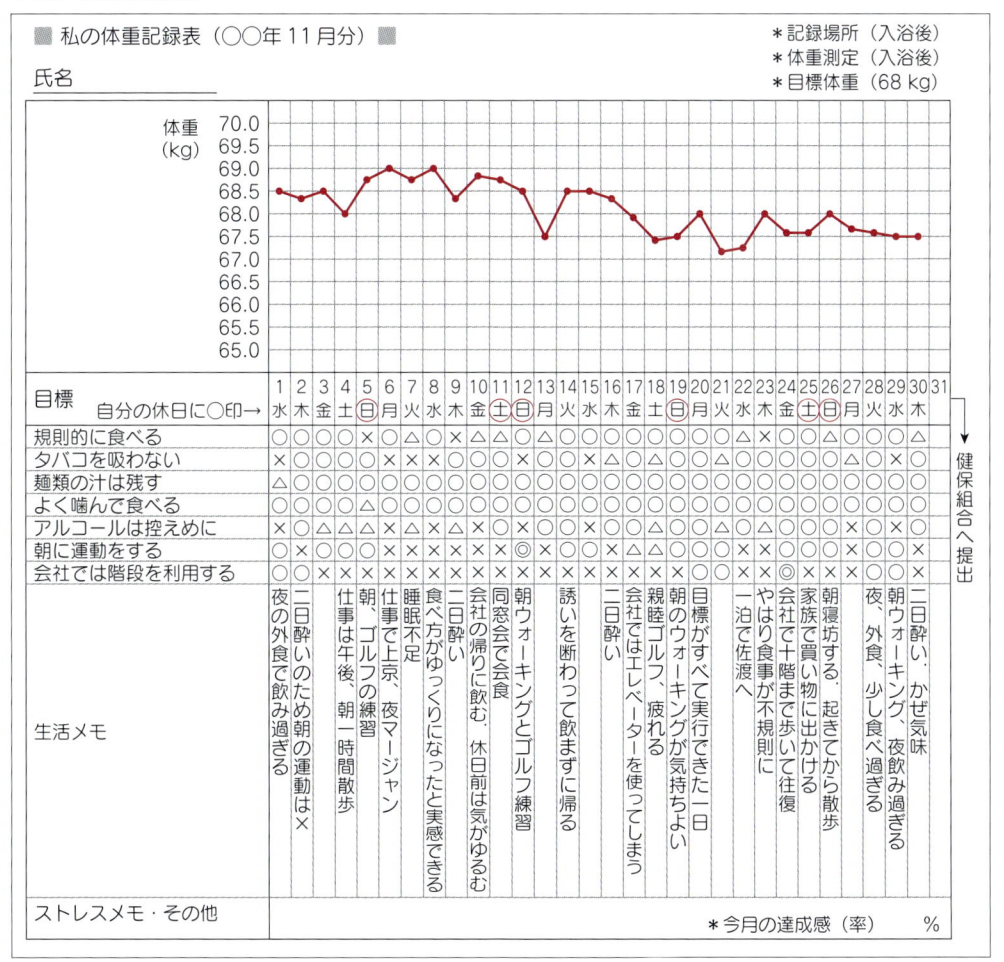

■ 私の体重記録表（○○年11月分）■

氏名 _____

* 記録場所（入浴後）
* 体重測定（入浴後）
* 目標体重（68 kg）

目標 自分の休日に○印→	1 水	2 木	3 金	4 土	5 ㊐	6 月	7 火	8 水	9 木	10 金	11 ㊏	12 ㊐	13 月	14 火	15 水	16 木	17 金	18 土	19 ㊐	20 月	21 火	22 水	23 木	24 金	25 ㊏	26 ㊐	27 月	28 火	29 水	30 木	31
規則的に食べる	○	○	○	○	×	○	△	○	○	△	△	○	○	○	○	○	○	○	△	○	×	○	○	○	△	○	○	○	○	△	
タバコを吸わない	×	○	○	○	○	×	×	○	○	×	○	○	×	○	○	○	○	△	○	○	○	×	○	○	○	×	○	×	○	○	
麺類の汁は残す	△																														
よく噛んで食べる	○	○	○	○	△	○	○	○	○	○	○	○	○	○	○	○	○	○	○	○	○	○	○	○	○	○	○	○	○	○	
アルコールは控えめに	×	○	△	△	×	△	○	○	○	△	×	○	×	○	○	○	○	△	×	○	○	○	○	△	×	○	×	○	×	○	
朝に運動をする	×	×	×	×	×	×	×	×	×	×	◎	×	○	×	×	×	×	×	○	○	×	×	×	○	◎	×	○	×	○	×	
会社では階段を利用する	○	○	×	×		×	○	×	○	○			○	○	×	○	○	×		○	×	○	○	×			○	○	○	×	

| 生活メモ | 二日酔いのため朝の運動は× | 夜の外食で飲み過ぎる | | 仕事は午後，朝一時間散歩 | 朝，ゴルフの練習 | 仕事で上京，夜マージャン | 睡眠不足 | | 食べ方がゆっくりになったと実感できる | 二日酔い | 会社の帰りに飲む | 同窓会で会食 | 休日前は気がゆるむ | 朝ウォーキングとゴルフ練習 | 誘いを断わって飲まずに帰る | | | 二日酔い | 会社ではエレベーターを使ってしまう | 親睦ゴルフ，疲れる | 朝のウォーキングが気持ちよい | 目標がすべて実行できた一日 | | やはり食事が不規則に | 一泊で佐渡へ | 会社で十階まで歩いて往復 | 朝寝坊する．起きてから散歩 | 家族で買い物に出かける | 夜，外食，少し食べ過ぎる | 朝ウォーキング，夜飲み過ぎる | 二日酔い・かぜ気味 |

ストレスメモ・その他		*今月の達成感（率） ___ %

→ 健保組合へ提出

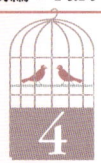

4 良い変化に注目するにはどうするか

Point
行動や体調や考えや気持ちなどに，良い変化がないかをいつも注意深く待ち構えること．しっかりと受け止めようとしないと，見過ごしてしまうことが多い．

本人が自分で報告する改善点は，一緒に喜び賞賛を惜しまない

クライアントが自ら積極的に話す行動の改善点は，自分で意識的に努力している行動で，「努力を認めて欲しい」という気持ちの表現であることが多い．その程度はあたりまえと思わずに，「それはすごいですね，よかったですね」と少しオーバーに思えるくらい，一緒に喜びたい．良い関係ができていれば，カウンセラーの賞賛は強力な励まし（社会的な正の強化子）になる．体調や気持ちの変化も行動の変化の結果として生じている場合が多いので，とくに具体的な行動面の改善点に注目するようにしたい．

どこか，良い変化が起きていないかを，積極的に探すためにていねいに質問をする

実際には改善しているのだが，クライアント自身も時間がたって忘れてしまっていたり，意識していない場合も少なくない．変化の捉え方（68頁）で述べたように，変化をキャッチするなかで，望ましい変化を，行動でも気分でも考えでも見つけようと狙っておきたい．クライアント自身も悪いところのほうが目につきやすく，良いところは当たり前に感じてしまいやすい．このように質問をすることによって，しだいにクライアントは自分の中の良い変化に注目することが上手になる．これがセルフコントロールに役に立つ．

体調の良い変化は行動や生活が改善された結果であることを自覚させる

「朝食を食べたら，午前中の仕事がはかどった，いらいらが減った」などの関連をクライアントが自覚できるようになると，その行動は続きやすくなる．これは右の図にあるように，望ましい結果がその行動に影響するというオペラント行動の原理である．クライアントが自分の体調の変化に目を向けるようになれるのが望ましい．

社会的強化

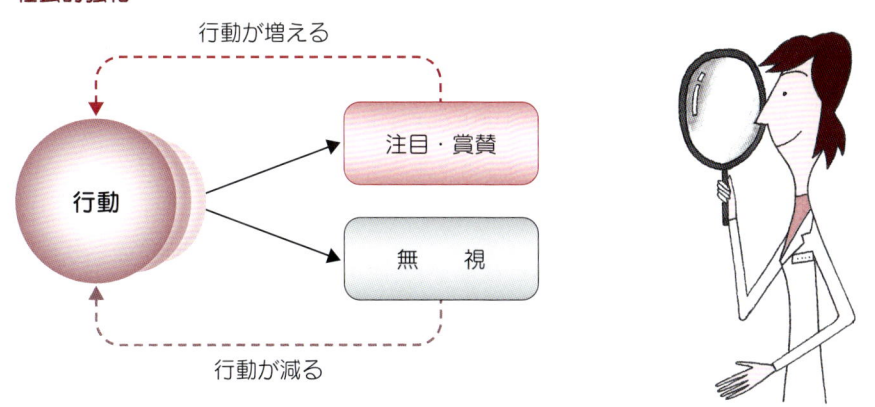

行動が増える → 注目・賞賛
行動 → 無視
行動が減る

行動に注目することは,その行動を起こしやすくする.これを社会的な強化という.

健康行動のモデル

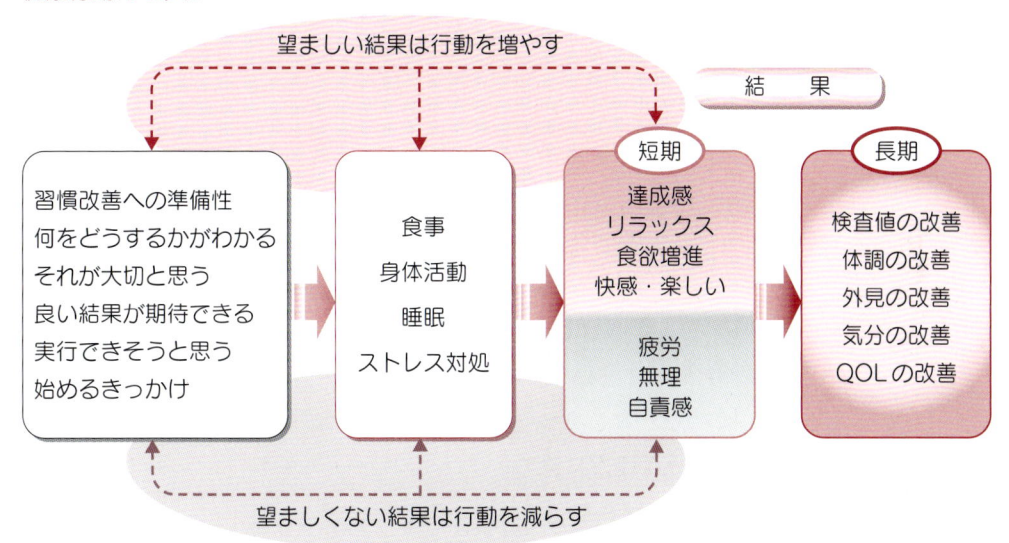

望ましい結果は行動を増やす

結果

準備	行動	短期	長期
習慣改善への準備性 何をどうするかがわかる それが大切と思う 良い結果が期待できる 実行できそうと思う 始めるきっかけ	食事 身体活動 睡眠 ストレス対処	達成感 リラックス 食欲増進 快感・楽しい 疲労 無理 自責感	検査値の改善 体調の改善 外見の改善 気分の改善 QOLの改善

望ましくない結果は行動を減らす

行動は直後の結果に影響されやすい.「運動したらよく眠れた」など健康行動をとった後に生じるよい結果を実感できると,その行動は続けやすくなる.

Self-Check セルフチェック

こんなことはありませんか

クライアントの言うことをうのみにしていないか
体調,気持ち,行動,考え,環境を分けて,具体的に尋ねているか
良いことは,つい,あたりまえ,と思っていないか

4 良い変化に注目するにはどうするか

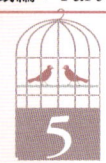

実践編：Part-2　次回以降の面接

5 検査値や結果が悪かったとき，どう対応するか

Point
進歩は一直線ではなく，らせん状に生じる．慢性疾患の治療も，途中であと戻りしたり停滞したりすることはよくある．クライアントと一緒になって過剰に一喜一憂せずに，長い目で「やる気」がなくならないように励ましたい．

ケースバイケースで，毎回どうしたらよいかを考える

　上記のポイントは一般的な原則であるが，個々の事例では，クライアントの物事の受け止め方によって，また，そのときに状況によって，カウンセラーの対応は当然異なってくる．神経質なクライアントにはあまり心配しないように，逆に軽く考えすぎていればそのリスクについて，真剣に考えてもらえるような対応をすることになる．臨機応変に，相手しだいで，そのつど，どうしたらよいかを考える．

がっかりしているクライアントには追い討ちをかけないよう注意する

　たとえば糖尿病で，自分なりに努力しているクライアントにはまず「せっかく○○したのに，残念でしたね」など，がっかりした気持ちに共感を示したい．クライアントが無力感を抱いたり，落ち込んでしまっては，前向きに課題に取り組むことは難しくなるからである．そのうえで，あきらめず，気を取り直して，また今からできることに挑戦してもらうように励ましたい．

今の生活をより細かく見直すきっかけにする

　「何か，ご自分で思い当たることはありませんか」と，まず尋ねてみよう．はっきりと自覚している場合もあるし，クライアント自身が忘れていて，尋ねられてはじめて，「そういえば」と思い出すことも少なくない．
　たとえば，自己流のダイエット法を頑固に行っているケースでは，その努力が良い結果につながっていないことを反省させるよい機会になる．食事の内容，身体活動など，初心に戻ってもう一度クライアントの行動を一緒に振り返ることで，次のステップに進むことができるチャンスが生まれるかもしれない．

結果が思わしくないとき

- 一喜一憂しないように,長い目で見る
- 個々の状況とクライアントに合わせて考える
- 思い当たることがないかどうかを自省させる

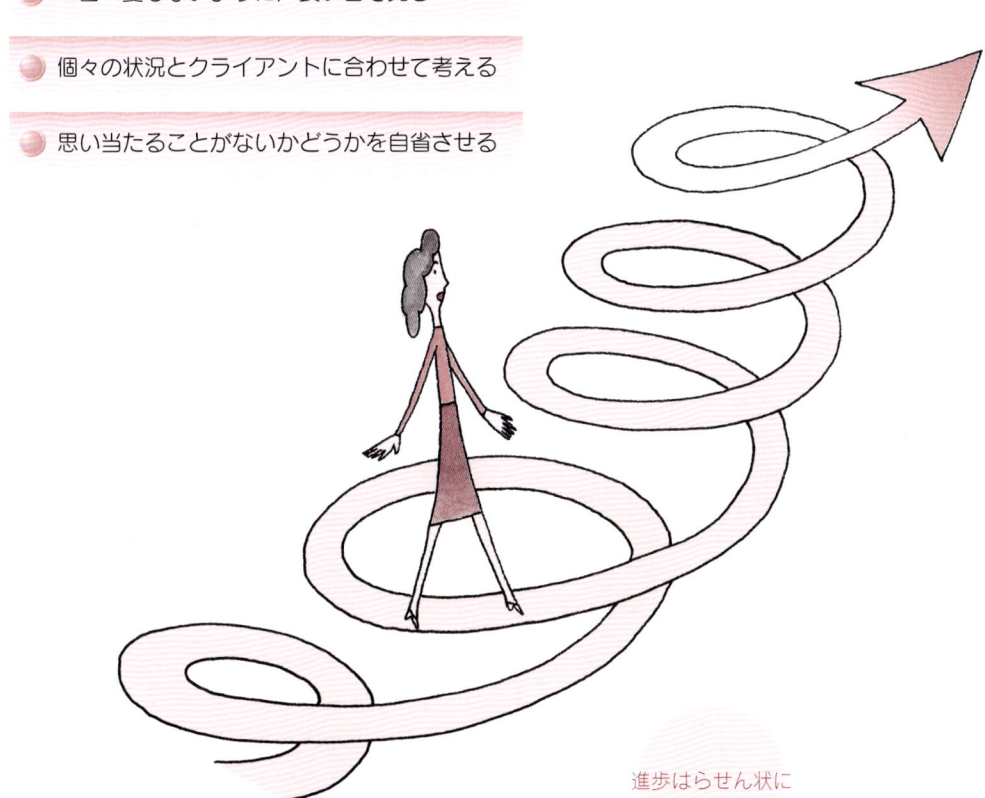

進歩はらせん状に

慰めや共感を表す言い方の例

| どうしてでしょうね.がっかりしましたか |
| せっかく○○していたのに,意外ですね |
| でも努力していたから,この程度ですんだのかもしれませんね |
| ときにはこういうこともあるんですよね |

自省をうながすための問いかけの例

| 何か,ご自分で思い当たることはありませんか |
| 生活上で変わったことはありませんでしたか |
| お疲れになるような出来事はありませんでしたか |
| ストレスを感じるようなことはありませんか |

検査値や結果が悪かったとき、どう対応するか

実践編：Part-2　次回以降の面接

6 関係をより強くするために必要なこと

Point
信頼は相互関係．「理解してくれる」「安心できる」「頼りになる」と感じさせるにはどうしたらよいかを考えてみよう．

いつも同じ態度でクライアントに「何が一番よいか」を考えてくれる人は，それだけで得がたい存在である

　回数を重ねるにつれて，クライアントがどんな人かがしだいにわかってくるのと同じように，カウンセラーがどんな人かも，クライアントは理解する．利害関係を超えて純粋に「自分のこと」を真剣に考えてくれるカウンセラーは，それだけでクライアントにとっては，誰にも変えがたい存在である．クライアントが抱いたカウンセラーのイメージや期待を裏切らず，いつも公平に，親身に，誠実に対処するように努力したい．

自分にできることとできないこと，知っていることと知らないこと，をはっきりと区別する

　カウンセラーの技能には，経験や学識や適性などによって大きな幅があるだろう．またどんなに優れていても時には失敗もするし，クライアントもカウンセラーに「万能」を求めてはいない．プロフェッショナルとして大切なことは，自分の役割や立場と「自分の能力」の限界を見きわめておくことである．仕事をきっちりとしている人ほど，「できること」と「できないこと」の見きわめが上手である．30頁で触れたような医療との関係や倫理への配慮を怠らず，責任の範囲を明確にしたい．よくわからないことについては「それについては申し訳ないけれどよくわかりません」あるいは「○○にお尋ねください」など，知ったかぶりをせずに，いつも正しい情報を提供するように注意しよう．

信頼は築くにも維持するにもエネルギーと配慮が必要．安心しすぎて油断しないこと

　たとえ，この人こそ，と思った親友でさえ，何かの拍子で仲たがいして離れてしまうことは少なくない．恋愛結婚したカップルが離婚するのも決して珍しくない．人と人との関係は，どんな強いものであっても，反面もろさをもっている．まして，クライアントとカウンセラーの関係は，特殊な限られた場面での一時的な関係である．信頼関係を築くには実績と努力が要るが，一瞬にしてそれはくずれる可能性があることを，忘れないようにしたい．もう大丈夫と安心してしまうと，落とし穴が待っていることがある．

信頼関係を強くするには

- クライアントにとって「何が一番よいか」を常に考えること．自分の考えを押し付けない

- 「できること」と「できないこと」をしっかり区別する

- 「信頼はもろいもの」と用心を怠らない

Self-Check セルフチェック

あてはまるものに○をしてみよう

約束の時間は正確に守る
　　必ず　　ほとんど　　半分くらい　　自信がない

頼まれたことは，忘れずに実行する
　　必ず　　ほとんど　　半分くらい　　自信がない

長い（古くからの）友人・知人とのつきあいを大切にする
　　そのとおり　　どちらともいえない　　あてはまらない

他人からは頼りにされるほう（頼まれごとが多い）
　　そのとおり　　どちらともいえない　　あてはまらない

必要な連絡，報告はていねいにぬかりなく行っている
　　そのとおり　　どちらともいえない　　あてはまらない

今日からできる実践課題

❶ 信頼している人を何人かあげてみて，信頼できる理由を具体的な行動であげてみる
　その人を信頼できるようになったのは，どんなことからか．「好きだから」ではなく，「メールには必ず返事をくれる」などの「行動」で表現してみよう．

❷ 信頼していたのに裏切られたという思いをしたことはないか．それはどんなことだったかを思い出してみる
　誰にでもこんな経験がいくつかあるに違いない．何が起きたのか，そのときの気持ちはどうだったかを，詳しく思い出してみよう．

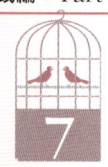

実践編：Part-2　次回以降の面接

7 クライアントにはどうするか 助言を何ひとつ実行しなかった

Point
助言に「従わなかった」と考えると腹が立つ．「できなかった」と考えて，その理由を探る．最初に戻って，どうするかを話し合う．

助言したことが，クライアントには適していなかったとクールに受け止める

初回の面接で，「これならできそう」「クライアントが実行しそう」と考えたことは，あくまでもその時点でカウンセラーが立てた仮説である．実行しなかったということは，その前提に無理があったか，間違っていたことを表す．「言うことを聞いてくれない」と感情的に反応せずに，どこが違ったのかをクールに反省しよう．

すんなりとできなくてよい．「どこでどのようにつまずいているのか」がわかると，そこが問題解決の糸口になる

課題はそもそも「できなくて当然」なものである．簡単にできるようなら，カウンセリングの必要はない．たとえば「受験勉強を毎日30分だけ行う」という課題に対して，「最初の日は3時間行って，ほとんど頭に入らず，がっかりして，それで終わってしまった」という人がいるとする．この場合は，まず，いきなり3時間も行ったことが過ちである．やる気がないのではなく，「少しずつ」ができず，完璧主義であること，自分の能力に過剰な期待をもっていることなどが明らかになる．ていねいに話を聞けば，そのような問題点が浮かんでくる．

あくまでカウンセリングの主役はクライアント自身であることを強調する

カウンセラーの熱意にクライアントが押されぎみになっていると，誰のためのカウンセリングなのかがわかりにくくなってしまうことがある．助言に従わないクライアントでは，カウンセリングの目的があいまいになってしまっている危険がある．そんな場合は，初心に戻って「いま問題と感じておられるのはどんなことですか」など，クライアントが何を求めているのかを尋ねてみる，あるいは「面接はお役にたちそうですか」とカウンセリングを有用と考えているかどうかを確認するとよい．これらの質問を投げかけることによって，クライアントはカウンセリングの目的を再確認できるようになる．

助言にしたがわないクライアント

- 「しなかった」のではなく「できなかった」と考える
- ていねいに話を聴いて，どこにつまずいているのかを注意深くさぐる
- クライアント自身の問題であることを常にフィードバックする

どこでつまずいているかを探す

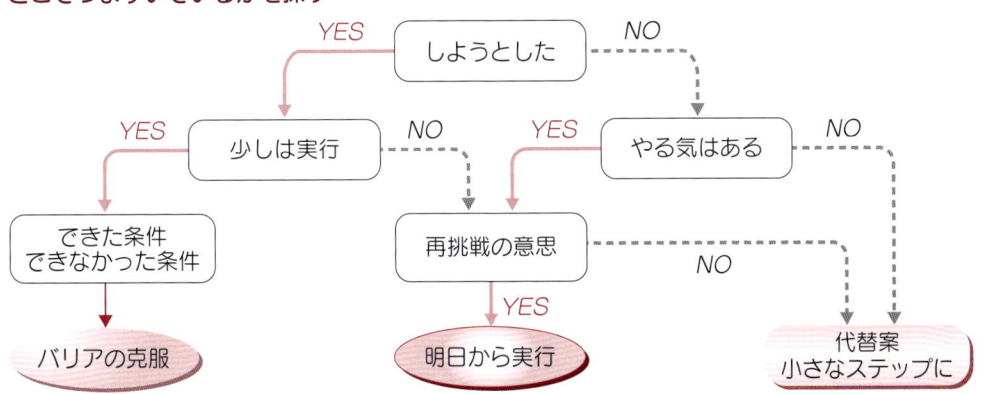

```
                        YES ← しようとした → NO
                           ↓                    ↓
          YES ← 少しは実行 → NO    YES ← やる気はある → NO
             ↓                 ↓       ↓                ↓
      できた条件            再挑戦の意思 ←──────── NO
      できなかった条件           ↓ YES                  ↓
             ↓                  ↓                      ↓
        バリアの克服         明日から実行          代替案
                                                  小さなステップに
```

課題：30 分ずつ勉強

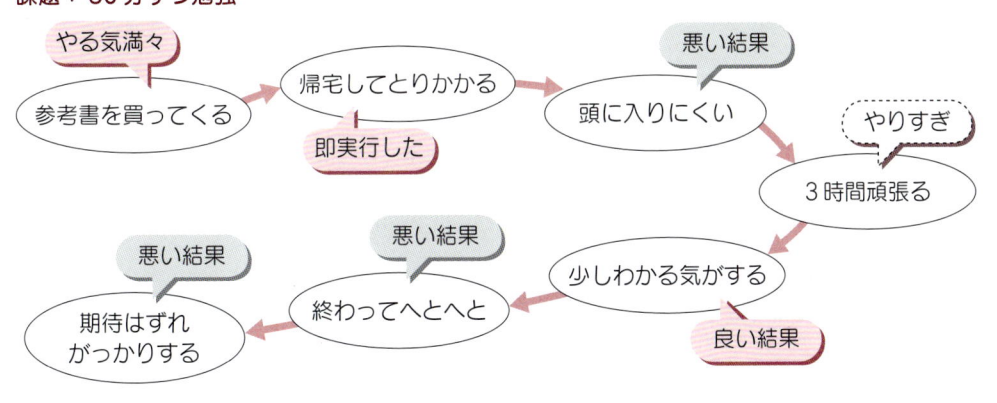

```
やる気満々                                    悪い結果
  ↓                                             ↓
参考書を買ってくる → 帰宅してとりかかる → 頭に入りにくい
                        ↑                        ↓    やりすぎ
                    即実行した                    ↓     ↓
                                               3時間頑張る
                                                    ↓
悪い結果         悪い結果                            ↓
  ↓                ↓                            少しわかる気がする
期待はずれ ← 終わってへとへと ←─────────────────┘        ↓
がっかりする                                        良い結果
```

何一つ実行しないクライアントに対する尋ね方の例

ご自分では，それについて，どのようにお考えですか
ほかに，何か良い方法がありそうですか
今，問題と感じているのはどんなことですか
面接はお役にたちそうですか

実践編：Part-2　次回以降の面接

8 元に戻すには とりとめのないおしゃべりを

Point
これで悩むのは，相手のペースにはまってしまっている場合が多い．カウンセラーがペースメーカーになるためには，おしゃべりを雑音ととらえず，必要な情報をとるための源とみなす．そのためには積極的に聴き取るべきことを整理しておく．

数分はつきあう，そこから必要な情報がとれないかを考える

たとえば家族の情報，仕事の略歴，友人との交流の方法など，必要な情報は多い．これらの一覧（32頁資料参照）を手元に置き，おしゃべりの中から大切な話をピックアップして，むしろこちらから，積極的に質問を投げかけてみよう．たとえば「職場でのストレスが強いので」と言われたら，「そのお仕事はいつからなさっているのですか」「職場では，具体的にはどんなお仕事をしておられますか」などである．それで修正ができる場合が多い．

脱線したら，最初の目的に戻る

世間話や噂話など，明らかに関係のない話に脱線しそうになったら，「なるほど，それは疲れますね．ところで，最初のお話に戻りますが」など，主訴についての話題に戻ろう．それがクライアントの感情を害さずにカウンセリングの目的を思い出してもらうことにつながりやすい．「傾聴」は，受身に聞き流すこととはまったく別ものであることを理解しておく．カウンセリングでは対等のコミュニケーションが不可欠で，一方通行はコミュニケーションになりえない（右図参照）．

あらかじめ使える時間を知らせておく

「今から20〜30分を目安にお話をうかがいたいと思います」などと，始めにあらかじめカウンセリングに使える時間を，クライアントに知らせておくのも良い方法である．本格的な長期にわたるカウンセリングでは，話の途中でも時間がきたら終了にしてしまう場合もある．お互いに貴重な時間であることを意識できれば，緊張感が保たれやすい．時計を見やすい位置に置くとよい．

8 とりとめのないおしゃべりを元に戻すには

とりとめないおしゃべり

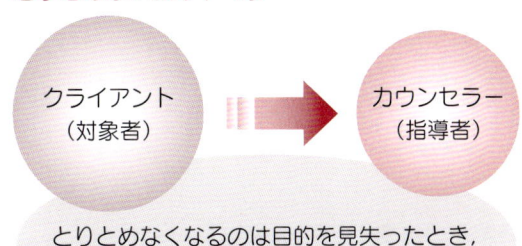

クライアント（対象者） → カウンセラー（指導者）

とりとめなくなるのは目的を見失ったとき，カウンセラーが受け身になりすぎたとき

積極的な傾聴に必要なこと
- 聴き取るべき必要な情報を整理する
- 相手の感情の動きに逆らわない
- クライアントの話のペースメーカーになる
- 相手に話したという満足感をもたせる

Self-Check セルフチェック

積極的な傾聴ができていますか

「傾聴」と「ひたすら聞く」とを混同していないか
どちらでもよい話にあいづちを打って話を促していないか（興味があると思われる）
情報の重要度の整理ができているか
「時間」を意識して面接しているだろうか

今日からできる実践課題

❶ **友人との会話の途中で話題を変える練習をしてみる**
「ところで」「話は変わるけど」など，適当な接続詞をはさむと，自然な流れになる．聞き役に回ることの多い相手の場合は，積極的に自分が会話をリードしてみる．

❷ **興味のある話とどちらでもよい話への反応のしかた（あいづちの打ちかた）を変えてみる**
身を乗り出す，目を見開くなどは「それには興味がある」というメッセージになる．相手への反応にメリハリをつけるようにする．

❸ **打ち合わせや会議の時間を1時間以内などと，限ってみる**
時間がないと，中身の濃い議論になることが多い．雑談などのほうが，とりとめがなく時間があっという間に経ってしまう．

9　どうコントロールするか　相手に対する否定的な感情を

Point
カウンセラーも人間なので，好き嫌いがあるのはしかたない．苦手とか，嫌いという感情を抱いてはいけないと思わないこと．燃え尽きないように，自分の感情を素直に認めたうえで，対処法を考える．

仕事上のことと割り切る

性分，好き嫌いや習慣を変えるのは難しいが，感情をすぐに表に出さないように努力することはできる．あくまで，仕事上の関係でしかないと割り切って，プロ意識に徹したい．また自分自身の気持ちにゆとりがなかったり，体調が悪かったりすると，他者に対する否定的な感じが強くなることも知っておきたい．最終的にはクライアント自身の問題で，クライアントに責任があると思うと，気楽になる．

次の手をどうするかに専念する

クライアントに対して否定的な感情を抱くのは，自分がここでどう対処したらよいかがわからないときであることが多い．どうしたらよいかわからなくなったら，問題解決のための情報収集（32頁参照）に徹してみよう．

刺激と反応の関係を考えながら，「どんなときに，どんなふうにふるまって，その結果どうなっているか」そして「この人にできそうなことは何か」を冷静に考えるとよい．

何で腹がたつのかを考える

面接しながら，同時に腹がたつ理由を考えるのは少し難しいかもしれない．でも，面接の後に，もやもやした気持ちが消えないうちに，どうしてなのかを振り返るとよい．「自分勝手にふるまい，こちらの助言を取り入れない」「約束の時間を守らない」など具体的な言葉に表すことができるようになると，クライアントとカウンセラーとの関係の問題点が明らかになってくる．では次にどうしたらよいかという発想になり，気持ちも鎮まってくることが多い．

否定的な感情をもつと，意味がわかりにくくなる

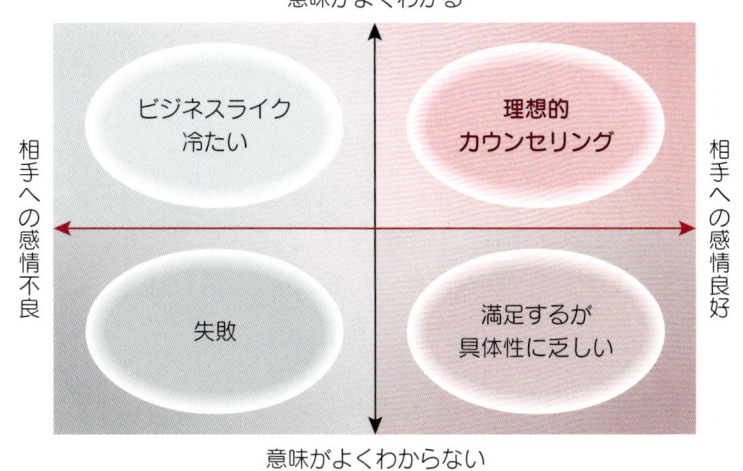

```
            意味がよくわかる
                  ↑
   ビジネスライク     理想的
      冷たい       カウンセリング
相手への                    相手への
感情不良 ←――――――――――→ 感情良好
                        満足するが
       失敗           具体性に乏しい
                  ↓
           意味がよくわからない
```

Self-Check セルフチェック

あなたの考えはいかがですか

| クライアントは専門家の意見を尊重すべきだ |
| はい　　いいえ　　どちらともいえない |

| 自分の助言はクライアントに役にたつはずだ |
| はい　　いいえ　　どちらともいえない |

| 健康は何ごとにも優先されるべきだ |
| はい　　いいえ　　どちらともいえない |

| 説明したことは，わかっているはずだ |
| はい　　いいえ　　どちらともいえない |

今日からできる実践課題

❶ ふだんの生活でつきあう人のなかで，苦手な人を何人かあげてみる．そして苦手な理由やどこが嫌なのかをつきつめて考えてみる

相性のようなものがあるのは確かなので，苦手な人をこのように分析すると共通点が見つかるかもしれない．

❷ ひどく不快な経験をしたときは，固有名詞を出さずに，誰かに話してみる

生の嫌な感情を抑えたままにしておくよりは，信頼できる人に「こんなことがあった」と話してみよう．

その方が否定的な感情を長く持ち越さないですむし，客観的に自分を見ることにもなる場合がある．自分のガス抜きも，ときに必要である．

9 相手に対する否定的な感情をどうコントロールするか

10 出した課題ができなかったときの対応は

Point
すんなりと課題を達成できる人のほうがまれである．課題がうまくできなくても当然，そのためにカウンセリングがあると考えよう．

「できなかったから」とクライアントが自分を責めないように配慮する

カウンセラーを信頼しているまじめなクライアントは，課題ができなかったことに申し訳なさを感じることもある．「自分はだめだ」という否定的な気持ちは「これから」にほとんど役に立たない．面接でそれにダメ押しをしないように．

どの課題ができて，どの課題ができなかったのかを明らかにする

うまくいかなくても面接にきているという事実を評価したい．そして，できたこと，できていることがないかどうかを探ってみよう．目標行動とした課題のほかにも，努力したこと，改善したこと，維持できていることがある可能性がある．

難しければハードルを低く，できないときは最初に戻る

取りかかってみたのか，みなかったのか，やってみたけど途中で挫折したのかが問題になる．「記録は難しかったですか？」「何回くらいは実行できましたか」などで，その事実をきちんと把握しよう．「できない」理由もさまざまである．それがわかれば，よりできそうな課題に近づくことができる．

課題を実行してもらうために

- ささいなことでも実行したことを探し、しっかりと褒める

- どうしたら、ハードルが低くなるかを一緒に考える

- どうしても難しければ、他のことを検討する

何ができて何ができなかったかを明らかにする尋ね方の例

試してごらんになりましたか
▶ これで実行してみようとしたのかしなかったのかがわかる

記録するのは難しかったですか
▶ 「難しかったですか」で相手の気持ちを思いやっていることが伝わる

何回くらいは、できましたか
▶ まったくだめだったのか、それとも少しはできたのか、事実を把握するための質問

これ以外にも、何かなさってみたことはありますか
▶ 他のことでも、クライアントの努力を探そうというメッセージになる

実行するのに、何か不都合がありましたか
▶ 阻害させる要因がわかれば、それを解決するためにはどうすればよいかという前向きの検討ができる

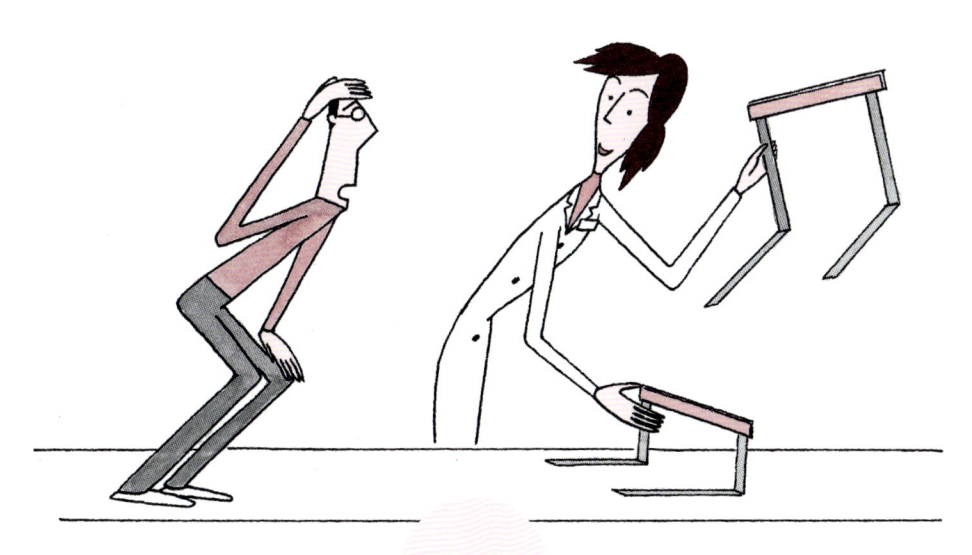

ハードルは低く

11 どうするか 自己流に判断するクライアントには

Point
説明しても相手が理解したことにはならない．このような問題が生じるのは，必要な情報がクライアントに届いていない場合が多い．不足していた部分を何度でも補うつもりで．

コミュニケーション不足の場合には「どこが足りなかったのか」を明らかにする

患者さんでも「調子が良いからもう薬はいらない」と飲みやめたりする人は少なくない．この場合は最初に「少し症状が良くなっても，この薬は急にやめないでくださいね」と説明したメッセージが相手に伝わっていないか，覚えていないかのどちらかである．そんなときはコミュニケーションが不足していたと考えて，大切なことはわかるまで何度でも説明する．間違いやすいところを書いて渡しておくのもよい．

自分で判断してよいところと，しないほうがよいところを明確に区別して説明する

たとえば前述のような場合は，「この薬はそのときの状態で，減らしても結構ですが，こちらは続けて飲まないと効果が出ないのできちんと飲んでください」など，自己判断できる部分を専門的な知識を交えて理解させておく．副作用への不安から勝手に休薬してしまうということも多い．自分で調整できる部分を知らせることで，クライアントが自分の判断の余地があると安心する場合もある．目標はクライアントが自己コントロールできるようになることなので，自分の体調に注意を向けて工夫することは，必ずしも悪くはない．

頑固な人には説得しようとしない．自分で気づかせるように，中立の知識や情報を提供する

自己流のダイエットを良いと信じている，特定の健康食品を信奉しているという人がある．そんなときは真正面から間違いを正そうとしないで，「誰かの助言ですか，それとも何かを読まれたのですか」など，クライアント自身が冷静に何の根拠に基づいているのかを考えるように仕向けよう．「以前はそれで成功しましたか」など，過去の失敗を思い出してもらうのも一法である．

「そういう方法もあるかもしれませんが，その場合はこんな問題が生じる危険性もないとはいえませんね」と全面否定せずに，治療のガイドライン，書物や新聞記事，インターネットのサイトなどを紹介しておく．

自己判断をするクライアントに

- クライアントに問題があると思わず，コミュニケーションに問題があるとみなす

- どこが足りないのかをクールに探る

- 頑固な人には，自分で考えるように仕組む

自己判断の背景をさぐる

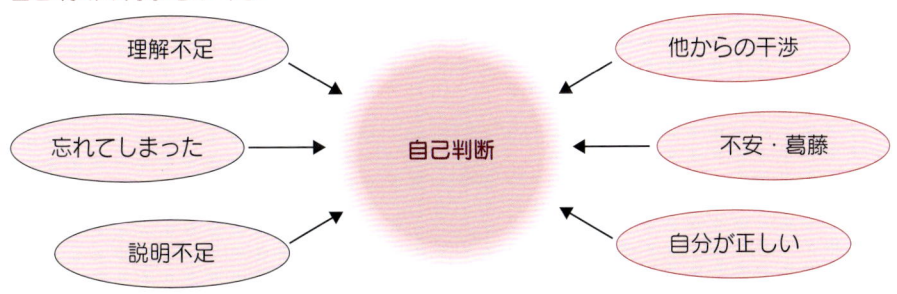

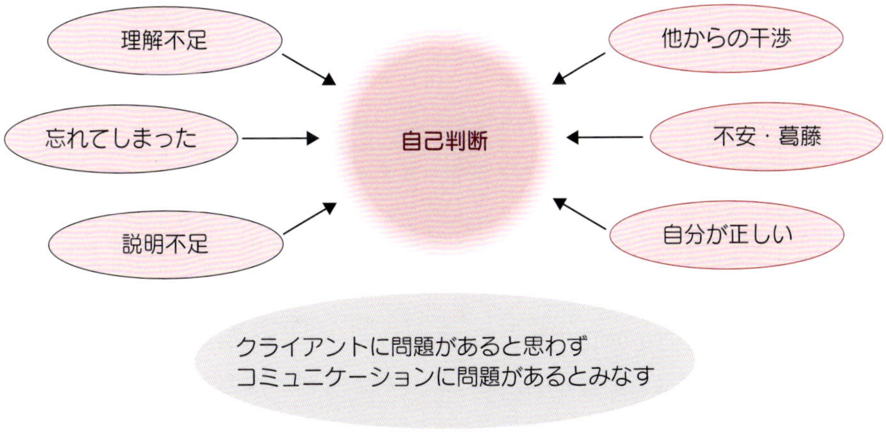

```
理解不足  ─→              ←─  他からの干渉
忘れてしまった ─→  自己判断  ←─  不安・葛藤
説明不足  ─→              ←─  自分が正しい
```

クライアントに問題があると思わず
コミュニケーションに問題があるとみなす

頑固なクライアントに考えてもらうための質問や言い方

以前にもそのようにされたことがあるのですか
何かでお読みになったのですか
どなたかからの助言ですか
実行してみて，不都合なところはありませんか
自信がおありになるのですね
そういうやり方もあるかもしれませんが……

12 クライアントにはどうするか 過激（無理）な習慣改善に取り組む

Point

完全癖やせっかちは，習慣変容には禁物である．やる気があっても無理は結局続かないからである．習慣変容には「急がば回れ」「ウサギよりカメ」を実行するのが一番であることをわかってもらえるように，過去を振り返らせたり，今後を予測させたりしてみよう．

結果がすぐには出ないと嫌になるせっかちの人には，実際の行動に注目させ評価させてみる

たとえば減量が目的であるならば，体重の値よりは望ましい運動や食行動に注目させるようにしよう．せっかちの人では，やる気がある最初の1月で，2～3kg程度の減量ができる程度の中等度の難問に挑戦させるのがよい．記録をとらせ，行動が実行できたかどうかを点数化するなどで自己評価させてみよう．これが一種の達成感につながって，せっかちに歯止めがかかる可能性がある．経験によって行動と減量との関係が正しく理解できるようになることがスタートである．

「全か無か」の完全癖の人は，ちょっとした「つまずき」で挫折しやすい．どんなときに崩れやすいかを予想させて無理を避ける

歩行が良いと言われると急に2時間も歩いてみたり，絶食に近い極端な減食を行うクライアントがいる．やるときは徹底的にやるというタイプである．しかし，こんな人に限って自分の思い通りにいかないと急にあきらめてしまう．たとえば摂食障害のように，極端な行動は健康にも有害であり逆効果になりやすいことを説明しよう．そのうえで，これまでにそんな挫折経験がなかったかどうか，そしてもし危機があるとすればどんなときかを考えてもらおう．

その習慣を，これからずっと一生続けることができるのかどうかを自問してもらう

習慣を変えるということは，その行動が無理なく身についてできるようになることである．半年間だけ，あるいは1年だけ頑張ればよいということにはならない．「とても頑張っておられますが，それを一生続けることができそうですか」と「習慣変容とは続けること」であるという事実を思い出してもらおう．

極端なことを強行するクライアントに

- 悪い副反応がないかどうかを注意深く確かめる（イライラ，疲れ，脱力，痛みなど）
- 習慣変容には，焦りは禁物であると警告する
- たとえば「15分でやめることができない」のはなぜかを考えてもらう

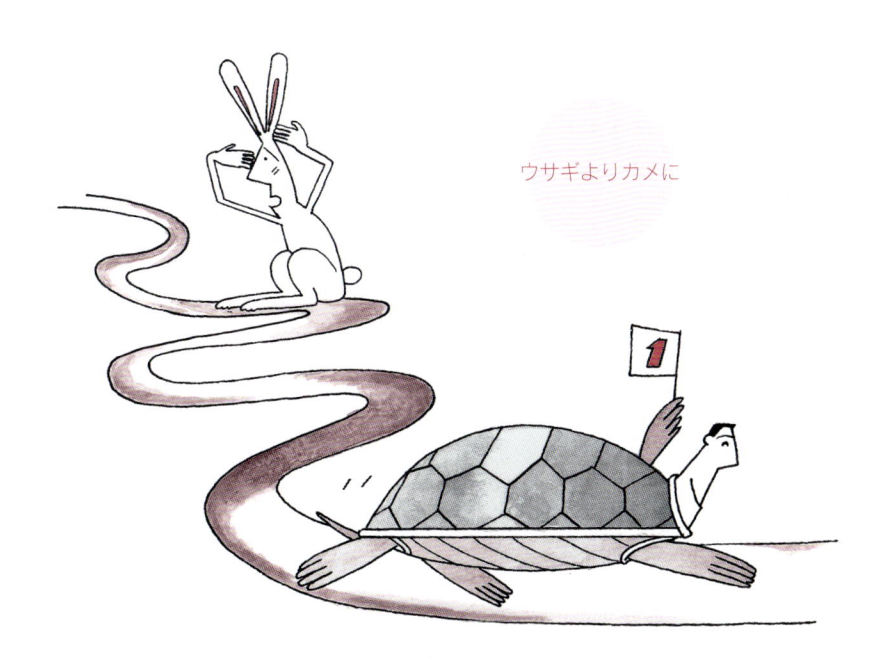

ウサギよりカメに

以前の失敗体験を思い出してもらうための質問の例

これまで実行しようとして続かなかったことがありませんでしたか
ご自分で意志が弱いなと感じるのは，どんなときですか
頑張りすぎて息切れしたりすることはありませんか
完璧にやろうとしてストレスを感じませんか

今後つまずきそうなきっかけを予測させるための質問の例

今のまま続けることができなくなるとしたら，どんなときになりそうですか
これまでも，同じように取り組んだことがおありでしたか
これからお忙しく（暑く）なってもできそうですか
寒くても早起きできますか
空腹感が耐えられなくなったらどうしますか

過激（無理）な習慣改善に取り組むクライアントにはどうするか

実践編：Part-2　次回以降の面接

13 予約を守らなかったときにはどうするか

Point
クライアントに選ぶ権利がある．約束は守られなくても仕方がないと割り切ったうえで，守ってもらえるような工夫を．

全員が約束どおりに来るはずがないと，最初からゆとりをもって構える

　ドロップアウトは，最初のうちほど多いと思ってよい．数回，あるいは数か月たてば，「約束をきちんと守る人」と「自分勝手にふるまう人」がはっきりとわかるようになる．厳密な予約制で，予約に費用がかかるようなシステム以外では，約束を守るかどうかは，原則クライアントの自由である．どんな人かはしばらくつきあってみないとわからないので，イライラせずに割り切ろう．

時間を守るクライアントを優先させるルールづくりを

　決められた時刻に来た人とそうでない人を区別して，割り込みがしにくいように配慮するのがよい．ルールを守る人が損をすることのないように，こちらの対応に一貫性をもたせる．

次回からは事前に連絡してくれるように頼んでみる

　悪かったと思っているクライアントは，自分から「この前はすみませんでした」と謝ってくることが多い．こちらにはわからない都合や理由がある場合もある．相手に「責められた」という感じを抱かせないようにしながら，「もしご都合が悪くなったら，お電話でご連絡をお願いします．別な日にすることもできます」など，頼むという方法もある．最初から，予約の紙にその旨を書き込んでおくのもよいだろう．

守らない人には，連絡を入れるという場合も

　携帯電話の番号など，確実に連絡可能な方法を最初に聞いておいて，すぐに連絡を入れるという方法もある．「今日の何時のお約束でしたが，どうなさいましたか」など……．
　連絡するゆとりがあれば，この方法は欠席率を減らすには効果が期待できる．前日に予約者に電話連絡をしたら，それだけで脱落率が著しく減少したというケースもある．しかし，これはクライアントのプライバシーと自主性を尊重するためには，あまり望ましくない方法になる．

予約を守ってもらう

- 約束どおりに来ることが大切であることを知らせておく

- 予約を守る人を優先させるルールを作る

- 都合が悪いときは連絡をしてもらうように頼む
  連絡してくれたら「ありがとうございます」と礼を言う

- クライアント自身が決めた時刻であることを自覚してもらう

予約の日や時刻を守ってもらうための言い方や工夫

「この日でよろしいですか．もし，ご都合が悪くなったら，次の予定をお電話でご連絡をいただけますか」
「予約の順番の都合で，早くおいでになってもお待ちいただくことがありますので，ご了解ください」と書いておく
「お待たせしました．前の方が時間どおりにおいでになったので，すみませんね」と待たせた理由を告げる
「この前はお待ちしていましたが，お忙しかったですか」と待っていたことを告げる

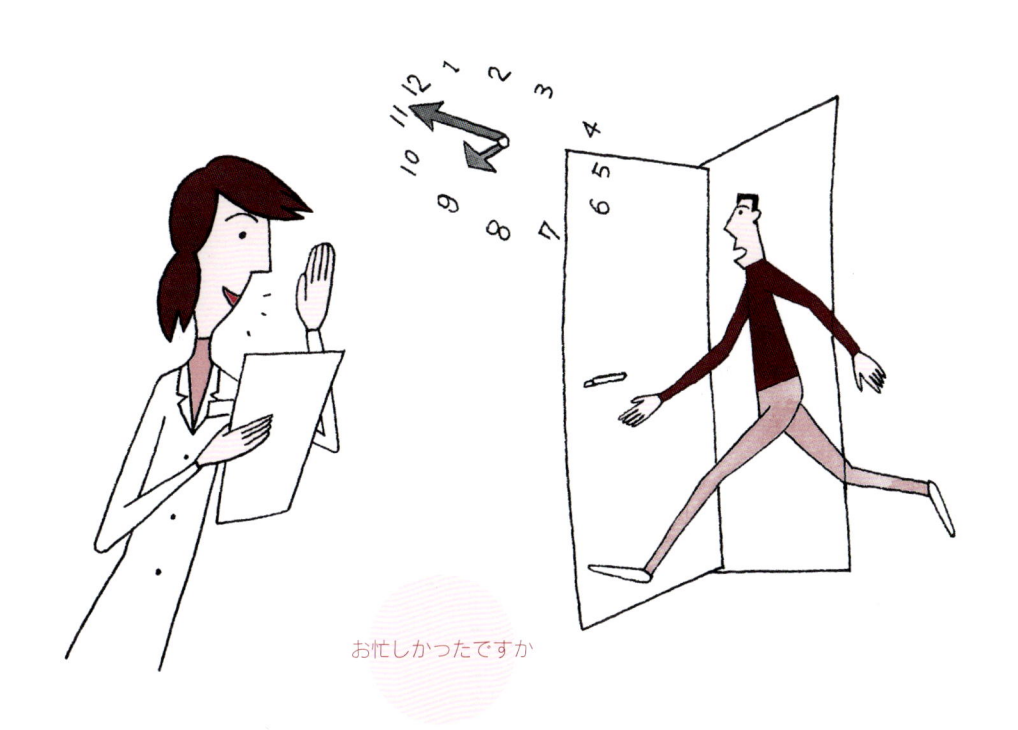

お忙しかったですか

行動変容のための
面接レッスン
行動カウンセリングの実践

習慣変容のための初回面接

行動カウンセリングの実際

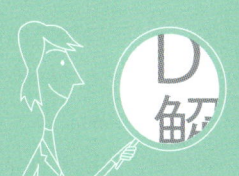

DVD解説書

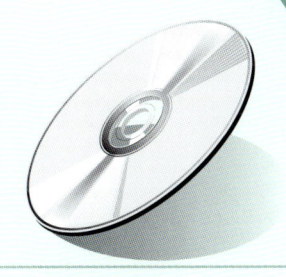

■企画・監修
あだち健康行動学研究所
足達淑子

平成13年度厚生科学研究「行動科学に基づいた喫煙，飲酒等の生活習慣改善のための指導者教育養成システムの確立に関する研究（主任研究者：中村正和）」の一部として制作

■制作
VSQ
〒814-0001 福岡市早良区百道浜2-3-35

Contents

1. 面接の準備 …………………… 93
2. 導入から見きわめまで ………… 94
3. 準備性を見きわめる …………… 100
4. グレーゾーンの人への対応 …… 103
5. やる気のない人への対応 ……… 107
6. やる気のある人には …………… 110
7. 今の指導を見直してみよう …… 115

相手の準備性の段階に合わせた指導を

　このDVDは，クライアントの食事や運動などの生活習慣をより望ましいものに近づけるために，保健医療従事者に必要な指導スキルを，わかりやすく映像化したものです．

　習慣行動変容には行動科学のアプローチ，行動療法が有用といわれますが，それは一体どんなものでしょうか？　健診後の結果説明などの限られた時間の中で，実際にそんな指導ができるものでしょうか？

　そのような疑問に応えるために，本DVDでは，

① カウンセリング（面接）の基本である，環境作りやあいさつのしかた，信頼を得る態度
② 短時間にクライアントの習慣変容への心の準備性をどう見きわめるか
③ その準備性の段階（変化のステージモデル）に応じた指導のしかた

に重点をおき，その面接場面を想定しました．

　「どんなところに注意しなければいけないか」それがはっきりと浮き出るように，上手な面接をそうでない場合と比較しながら示しています．

　また，ただ眺めるのではなく，どんなところが良くて，どんなところが悪いのかを，見る人に考えていただくようにも作ってあります．

　ぜひ，自分の場合と照らし合わせながら，クライアントになったつもり，カウンセラーになったつもりで，注意深くご覧いただきたいと思います．

　そしてこの解説書では，より理解が深まるように，実際のDVDのシナリオに行動カウンセリングの理論の解説を加え，知識の整理を行ってみました．

1 面接の準備

最終目的はクライアント自身のセルフコントロールである

　行動カウンセリングの目的は，クライアントが習慣変容を行えるように，やる気を促し，知識を与え，具体的な方法を提供することです．あくまでも本人の望んでいる方向にそって，クライアントの自主性と意向を尊重することが大切です．

援助を行うために，自分の調子や身なりを整えて平常心で

　相手の役に立ちたいというカウンセラーの気持ちは，話をていねいに聞こうとする，穏やかで温かい冷静な態度となって表れます．自分の心配ごとはいったん棚上げして，相手の問題に集中しましょう．

　専門家としての信頼を得る服装や言葉づかいを心がけ，口臭や大げさな身ぶり手ぶりにも注意します．

面接の場所や環境にも注意を払う

　理想は，プライバシーが守られる静かな場所で，リラックスできる快適な環境です．

- 途中で電話や他の用事で，面接がさえぎられないようにする
- 時間をさりげなくチェックできるようにする
- 必要になりそうな資料や用具はあらかじめ準備しておく

などに配慮すると，クライアントは面接にじっくりと集中できるようになります．

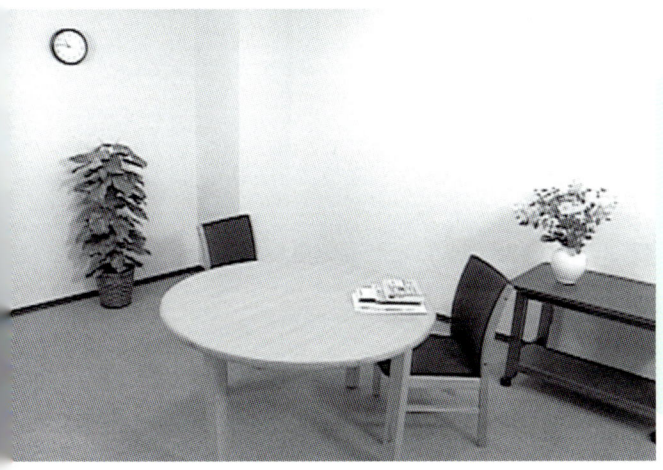

Check Point　DVDのチェックポイント —ここに注目

- カウンセリングの部屋の様子
- カウンセラーの服装
- カウンセラーの言葉づかい，声の調子
- カウンセラーの視線

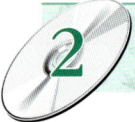

② 導入から見きわめまで

　クライアントは積極的に訪れてくるとは限りません．医師に勧められて，しかたなくやってくる場合もあります．訪れる動機はさまざまです．
　クライアントも緊張している中で，初めての面接が始まります．カウンセラーの対応によってクライアントはどのように変わってしまうのでしょうか．
　カウンセラーの対応のどこが良くてどこが悪いのか，考えてみましょう．

面接場面（Ⓐ：カウンセラーA，●：クライアント）

カウンセラーⒶの場合

Ⓐ どうぞ，こちらにお座り下さい．
● はい．
Ⓐ どうなさいましたか？
● 健康診断でコレステロールが高いから指導を受けるように言われて来たんですよ．
Ⓐ 検査結果は持って来られましたか？
　ん〜，確かに高いですね．
● そうですか．
　今年初めて言われたんですけどね…．
Ⓐ 高脂血症っていうのは血液中に溶けている脂質の値が異常に多い状態を言うんです．
　望ましい値は 200 で 220 以上の場合は高コレステロール血症ですから，250 というのは明らかに高いですね．これは下げないといけません．
　高コレステロール血症が続くと動脈硬化が進みやすくなって心臓病になる可能性が高くなるんです．脳梗塞にもなりやすいんですよ．
　だからバランスのとれた食事をとることが絶対必要です．何に注意して，どのくらい食べたらいいか基礎知識をきちんと把握しておくことが大切です．
　健康的な食事の 5 原則はまずは標準体重に見合ったエネルギー摂取ですね．食事は規則正しく，欠食しない…

Check
☐ あいさつは？

☐ 自己紹介は？

☐ 相手の反応を無視？
☐ 一方的に説明？
☐ 数値や専門用語ばかり？

☐ クライアントの話を聞いている？

☐ 絶対？

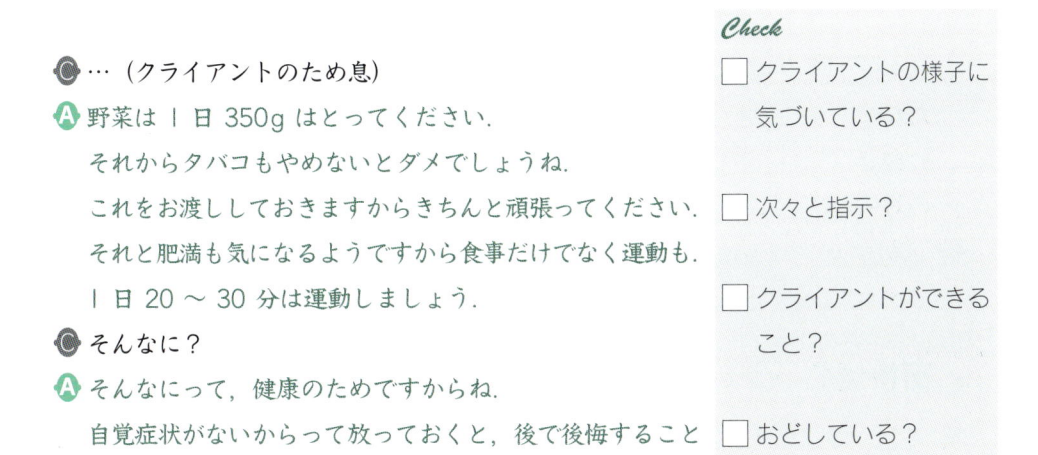

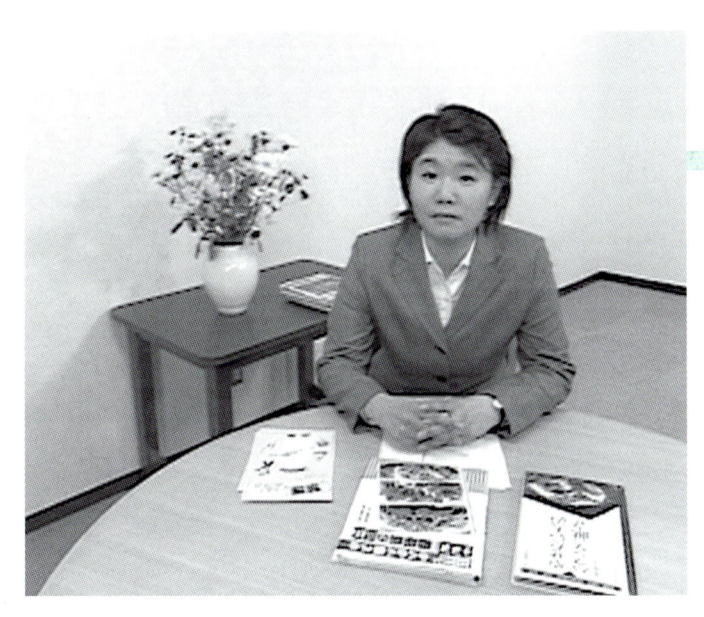

◉ …（クライアントのため息）
◉ 野菜は1日 350g はとってください．
　それからタバコもやめないとダメでしょうね．
　これをお渡ししておきますからきちんと頑張ってください．
　それと肥満も気になるようですから食事だけでなく運動も．
　1日 20 〜 30 分は運動しましょう．
◉ そんなに？
◉ そんなにって，健康のためですからね．
　自覚症状がないからって放っておくと，後で後悔すること
　になりますよ．

Check
☐ クライアントの様子に気づいている？

☐ 次々と指示？

☐ クライアントができること？

☐ おどしている？

クライアントは
こんなふうに言われて
どう思うでしょう？
カウンセラーはクライアントの
現状や気持ちを確かめず，
"やるべき"と決めつけて
指示をしてしまいました．

面接場面（🅑：カウンセラーB，🅒：クライアント）

カウンセラー🅑の場合

🅑 こんにちは．保健師の田中です（立ち上がって）．どうもはじめまして．山田さんですか．
🅒 はい，そうです．
🅑 どうぞお座りください．
🅒 はい，失礼します．
🅑 どうされましたか？
🅒 健康診断で，高脂血症なので食事の指導を受けるように言われて来ました．
🅑 検査の結果はお持ちですか？
　…この結果を見られて，ご自分ではどのように思われましたか？
🅒 何年か前から高脂血症の傾向は指摘されてたんですが，今回は医療機関に行くよう勧められまして…．でも自分では自覚がないんですけどね．
🅑 そうですよね，高脂血症はなかなか自覚されないところが問題ですからね．ほかに何か病気をされたことはございますか？
🅒 いいえ，とくにありません．

Check
☐ 立って自己紹介し，クライアントの名前を確認（名札を胸につけている）

☐ クライアントが検査結果をどうとらえているかを確認

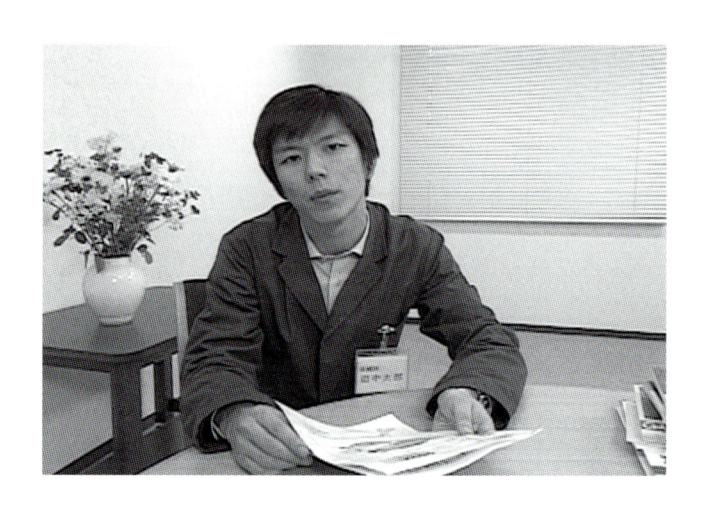

☐ クライアントに共感

Ⓑ 食事について何かご存じの点はございますか？
Ⓒ そうですねよくわかりませんが，何となく面倒そうですが．
Ⓑ そうですよね，「食事療法」なんていうと，けっこう難しそうですからね．
　でも，やれるところから少しずつやるのが，うまくいくためのコツだと思いますけどね．
Ⓒ そうかもしれませんね．
Ⓑ 山田さんご自身で食事に気をつけておられることはありますか？
Ⓒ お酒の量とか，脂の多い肉とかをできるだけ控えようとはしてますが…．
Ⓑ それは良いことですね．気をつけておられるのなら，あとはやり方さえわかれば，きっとうまくいきますよ．大丈夫です．
　こういう本をごらんになったことはございますか？
Ⓒ ああ，外食について書いてあるんですね．

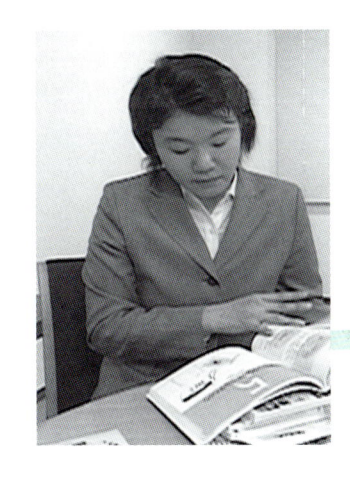

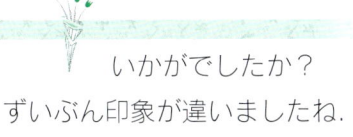

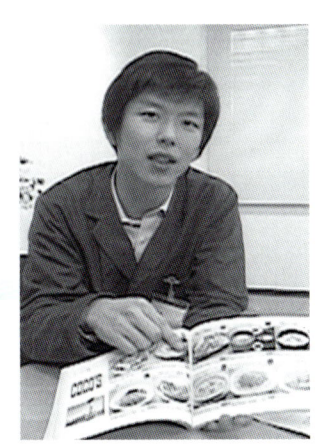

Check

☐ 現状を確認しながら励ます

☐ 努力しているところをほめる

いかがでしたか？
ずいぶん印象が違いましたね．

最大の違いは，
限られた時間の中でいきなり指導をせずに
クライアントの気持ちや考えを確かめて
相手を理解しようとしているかどうか，
という点です．

面接場面の解説
導入から見きわめまで

初対面のあいさつ

初回面接は，その後のクライアントとの関係を決める大切なものです．最初の数十秒間でカウンセラーの印象が決まってしまいます．にこやかに，ていねいにあいさつしましょう．クライアントの名前を確認したあとに，自己紹介をします．見やすい名札を胸につけておくとよいでしょう．カウンセリング中は，クライアントの名前を呼ぶようにすると親しみがわきます．

また，カウンセリングの目的や所要時間なども，あらかじめ話しておくと，安心できるでしょう．

良い聞き手になる

カウンセラーは，クライアントが抱えている問題を把握し，問題解決のための方法を一緒になって考える援助者です．そのためには，「良い聞き手」を心がけなければなりません．相手の立場になって耳を傾けることが大切です．相手の話も聞かず，一方的に自分の言いたいことだけを伝え，次々と指示をしては，クライアントのやる気も失せてしまいます．

クライアントの問題のとらえ方を確認する

自分の検査結果をどのようにとらえているのかを確認することは，クライアントの気持ちが，どの段階にあるのかをさぐるひとつの方法です．

やる気がありそうか，なさそうか，迷っているかなど，これからどうするかを決める手がかりになるでしょう．

クライアントに共感する

共感するということは，クライアントの立場や気持ちを理解することです．非難や，否定はクライアントの心を閉ざします．良い聞き手のあいづちは，「なるほど」「そうですね」と肯定的になるのが普通です．

現状を把握する

クライアントの食事や身体活動などの現状を把握し，改善できそうなところに注目していきます．今から何ができるのかを，一緒になって考えることが大切です．「絶対○○しなければならない」「△△すべきである」といった強制的な言い方や，脅し文句は，クライアントのやる気を

引き起こすには逆効果でしょう．

努力していることに注目し，ほめる

　ほめられることは，だれでも嬉しいものです．とくに信頼している人から努力を認められ，ほめられることはなによりの励ましになり，その結果，良い行動を促進させます．

行動が生じるまでにはプロセスがある

　教育や情報によって行動が生じるまでには，心の中に次のようなプロセスが必要です．つまり，情報に注目する，意味を理解する，そして納得して実行する気になり，何をするかを記憶しておいて，実際に行動に移すことになります．この流れがどこかで途切れると，行動には至りません．

　クライアントのどの段階に働きかけようとしているのかを意識することが，効果的な指導につながります．

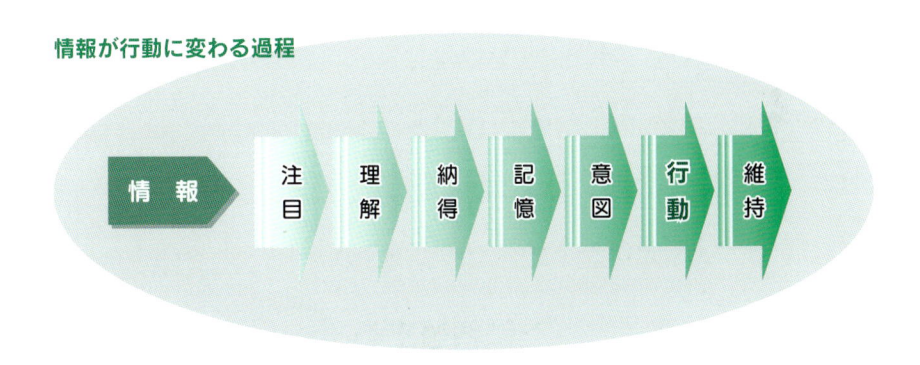

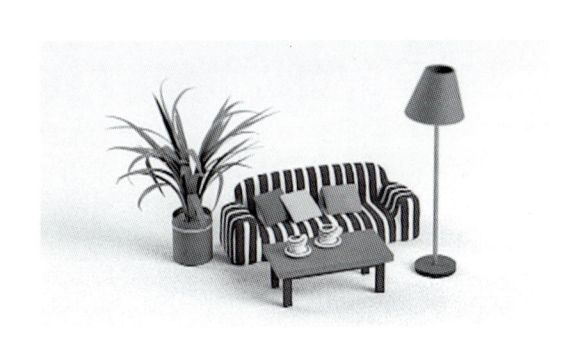

情報が行動に変わる過程

情報 → 注目 → 理解 → 納得 → 記憶 → 意図 → 行動 → 維持

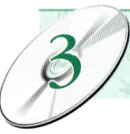

3 準備性を見きわめる

　クライアントが指導に対してやる気がある人か，ない人か，どちらとも言えないグレーゾーンにいる人か．それを早い段階で見きわめることが行動カウンセリングの大きなポイントです．

　そこで，検査の結果，つまり問題をクライアント自身がどう受けとめているのかを聞いてみます．答えで習慣を変えることへの準備性がある程度わかります．

面接場面

Q 検査結果を見られてご自分ではどのように思われましたか？

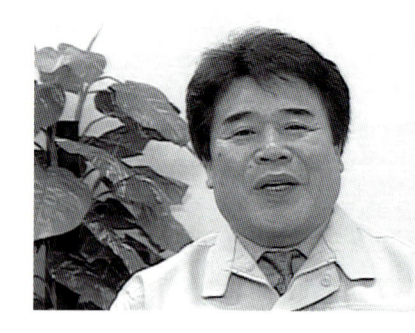

やる気のある人
「ちょっとびっくりして，どうしよう！って思ってるんですけど…」

グレーゾーンの人
「いや〜，毎年言われてるからですね…」

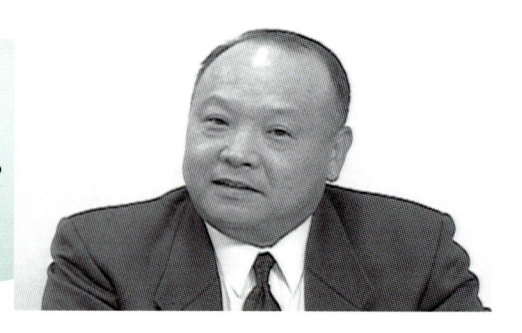

やる気のない人
「その数字はあくまでも『基準』でしょ．別にどこも何ともないですから」

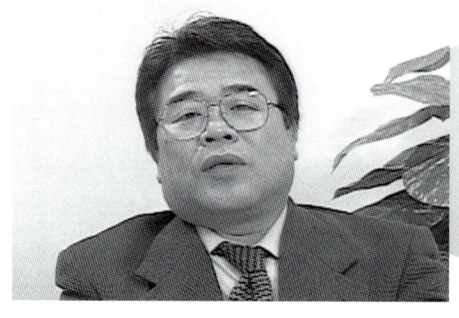

続いて今，その問題を解決するために何かしているかを聞けば，グレーゾーンの人とやる気のない人とはより明らかになります．

Q 今，ご自分で何かしていらっしゃいますか？

グレーゾーンの人
「自分なりにはいろいろやってるんですけど変化がなくて…」

やる気のない人
「やったってどうせ変わらないでしょう」
「忙しくてそれどころじゃないよ」
「体調どこも悪くないからね．親父も今年90だし」

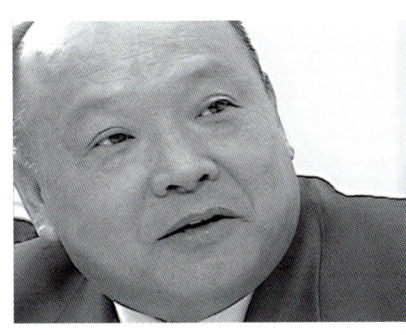

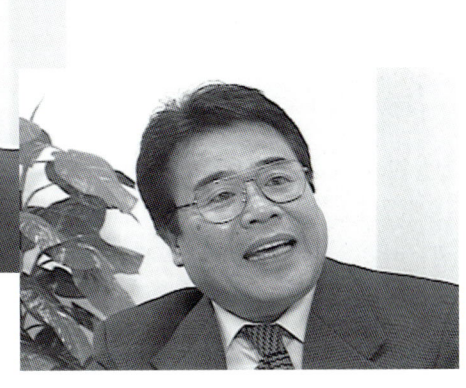

さらに，やる気のない人には

Q では，他に何かお困りのことはないですか？

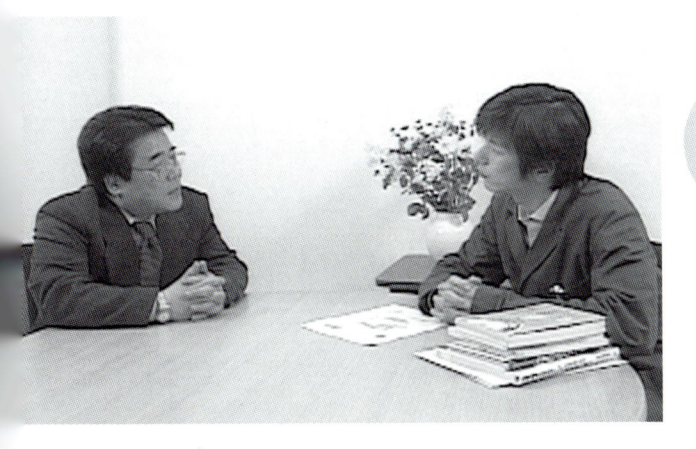

やる気のない人
「とくにないね」
「そういえばね，最近眠れないんだよね…」

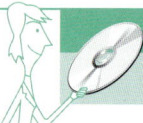

面接場面の解説
準備性を見きわめる

準備性の見きわめ

　準備性の見きわめとは，クライアントの「行動を変えるための心の準備」がどのくらいできているかを判断することです．

　プロチャスカの 5 段階のステージモデルがよく使われますが，ここでは，それを簡略にして，「やる気のある人」「どちらともいえないグレーゾーンの人」「やる気のない人」の 3 段階にしました．クライアントがどの段階にいるかによって，指導のしかたが変わってきます．健康のためにいくら必要なことであっても，クライアントに心の準備ができていなければ，一生懸命指導をしても，無駄に終わってしまいます．
（プロチャスカの 5 段階のステージモデルについては本文 51 頁参照）

反応の違いを見きわめる

　「やる気がある人」では，なんとかしなければという気持ちが表現されます．

　「グレーゾーンの人」では，少しは関心がある様子が表れます．

　「やる気がない人」では，あまり話を聞くつもりはない態度がわかります．

　このように，反応に違いがあります．

　習慣を変えることに対する準備性がある程度判断でき，段階に応じた指導がしやすくなります．

グレーゾーンの人がもっとも多い

　この段階の人は，行動を変えることに少しは関心があるのだけれども，何を行っていいのかがわらなかったり，始めるきっかけを探していたりします．カウンセリングの対象者として，もっとも多い層でしょう．

　カウンセラーの対応によってクライアントはやる気になったり，逆にやる気を失ったりします．今後どちらへ進むかは初回面接の影響が大きいのです．

自分を振り返るチャンスを与える

　カウンセリングは，やる気のない人にも，生活を見直すきっかけを与えることができます．困っていることがないかを尋ねることで「この人は自分のことをわかろうとしてくれている」という信頼感にもつながります．

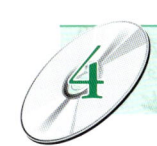

④ グレーゾーンの人への対応

「どちらともいえないグレーゾーンの人」には，どのように対応したらよいのでしょう．2人のカウンセラーの対応が，どこが良くて，どこが悪いのかを考えてみましょう．

面接場面（Ⓐ：カウンセラーA，Ⓒ：クライアント）

カウンセラーⒶの場合

Ⓐ こんにちは　山田さんですね．
保健師の中村です．どうぞ，おかけください．

Ⓒ どうも．

Ⓐ 今日は鈴木先生からコレステロール値が高いので指導を，ということでおこしになったんですね．お知りになりたいことはありますか？

Ⓒ 去年も同じようにコレステロールが高いって言われたんですが，体調は悪くないですしね…高いとどうなのかなって，半信半疑なんですよ．

Ⓐ 半信半疑？

Ⓒ え〜，は，はい．
コレステロール値が高いとどうなるんですか？

Ⓐ 鈴木先生から聞かれてますよね．
動脈硬化や心臓病の危険性が高くなるって．

Ⓒ ああ，それは聞きました．
ただ僕は去年より少し値が高くなっただけだから，自然とまた戻るかなぁって思って…

Ⓐ 自然と戻る？
それは甘いですよ．だいたいの場合，だんだん高くなるんですよ．
検査結果はもってこられましたか？

Ⓒ はい．

Ⓐ ああ，やっぱり高いですね．
もう少し考えて食べるものを選ばれないと．

Check
☐ 責めている？

☐ 質問に答えている？

☐ 非難？

○ 自分なりには考えて食べているつもりなんですけどね.
Ⓐ これを見て下さい．今日から…

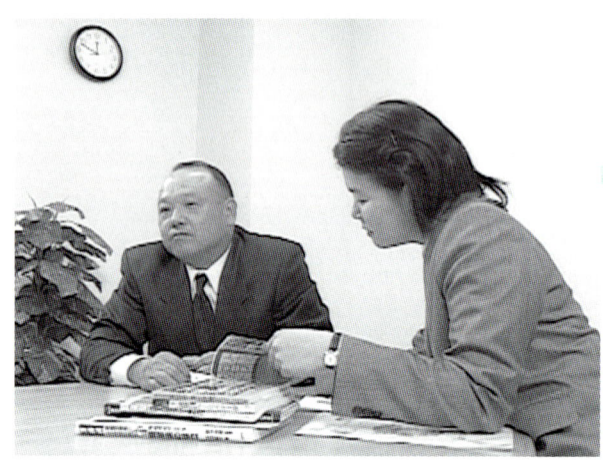

Check

せっかく
カウンセリングを受けにきた
クライアントは，
すっかりやる気を
失ってしまいました．

面接場面（Ⓑ：カウンセラーB，　○：クライアント）

カウンセラーⒷの場合

Check

○ 去年も同じようにコレステロールが高いって言われたんだけど，体調は悪くないし…高いとどうなのかなって，半信半疑なんですよ.
Ⓑ コレステロールが高くても何も感じませんからね．ただコレステロールが高くなると動脈硬化が進みやすくなるんですよ．そうなると心筋梗塞とか狭心症とか，心臓病との関係が一番ですね．
でも危険因子ということですから，すぐに病気になるというわけではないんですよ．
検査結果は持って来られましたか？
○ はい．…去年は 240 で今回は 250 なんですよ.
Ⓑ なるほど，おっしゃる通り去年よりは高くなってますね．
正常範囲が 220 ですから．
この結果，山田さんはどんなふうに思われましたか？

☐ クライアントの気持ちに共感　疑問にきちんと答えている

☐ クライアントが検査結果をどうとらえているかを確認

- ⓒ 去年も正常範囲を超えてて何もなかったから，今年もそうじゃないかなと思っています．
- Ⓑ そうですね，危険因子ということで即病気というわけじゃないのは確かですね．症状もないからちょっと大げさに言ってるんじゃないかって思ってらっしゃるんですね？

☐ 否定せず，いったん受け入れている

- ⓒ うん，まあね．
- Ⓑ ただね，血圧とかと一緒で，生活習慣でずいぶん予防できるんですよね．しかもそんなに厳しい制限があるというわけでもありませんからね，今のうちに減らせるなら減らした方がいいと思いますけどね．
- ⓒ うーん，どうやったら減らせますかね？
- Ⓑ ああ，いいところに気づかれましたね．
  鈴木先生から減らす方法についてどんなふうに聞いておられます？

☐ よい気づきはほめる

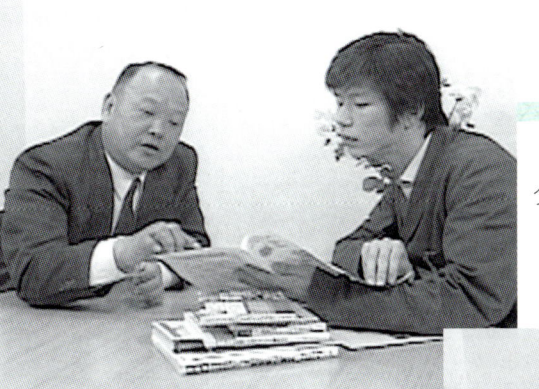

いかがでしたか．
クライアントは少しやる気がでてきたようです．
カウンセラーの言葉や態度によって，
クライアントは随分変わるものです．

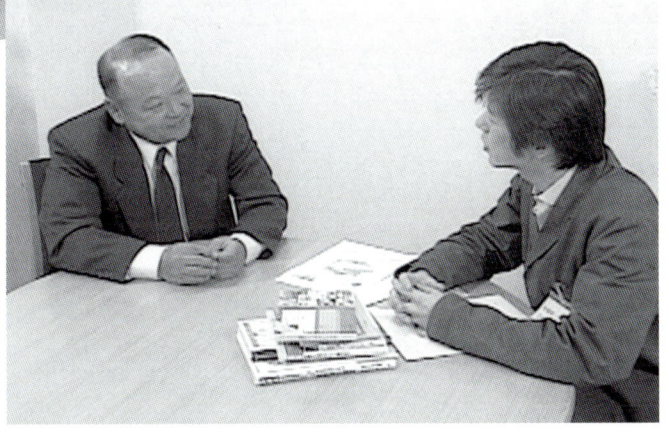

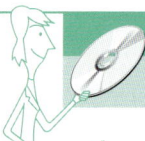

面接場面の解説
グレーゾーンの人への対応

疑問にきちんと答える

クライアントに正しい情報を伝え，正しい認識をもってもらうことは重要なことです．とくにグレーゾーンの人の場合，疑問をもったままでは，前向きに行動を変えることはできないでしょう．

カウンセラーは自分の知識を一生懸命伝えようとしがちですが，クライアントが知りたいことは何かを確認しながら，わりやすく答えます．なるべく専門用語は避け，また，すぐに答えられない質問には「調べてお答えします」とはっきり言いましょう．

努力しているところ，できているところを見つける

クライアントの話を聞いていると，今までも努力していることがあったり，みずからよいところに気づいたりすることが，少なからずあります．「どちらとも言えず揺れ動いているグレーゾーン」の人に対しては，できているところを再確認させることが，やれそうと思う期待につながり，やる気を引き起こすきっかけになるでしょう．

一緒に考え，できることを見つける

相手に共感し援助しようという気持ちが，クライアントと良い関係を保つことにつながります．何が問題なのか，困っていることは何か，これからどんなことができそうかなどを一緒になって考えることで，信頼を得ることができるでしょう．

そして，グレーゾーンの人はきっかけを探していますので，具体的に，できることを見つけられるように援助することが大切です．

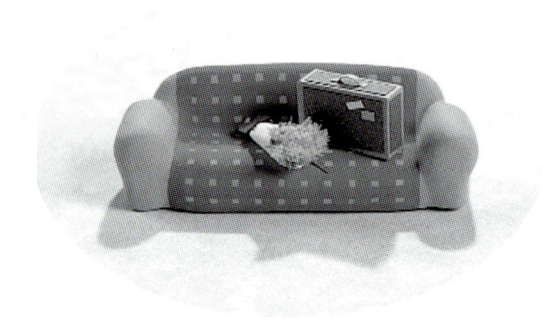

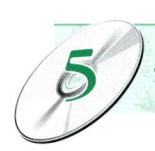

5 やる気のない人への対応

やる気のない人は，生活習慣を変える心の準備性が整っていない人です．このような人にはどんな対応が望ましいでしょう．

面接場面（Ⓑ：カウンセラーB，Ⓒ：クライアント）

Check

Ⓒ この間もお医者さんにこの検査結果出されて，「糖尿病の境界だし，肝臓も心配だしアルコールを控えなさい」って言われてね．そのときたまたま妻も聞いてたもんだからうるさくてね．でもやめられないね．

Ⓑ やめられないんですか．

Ⓒ うん，だって仕事から帰ってきて楽しみの酒を急にやめろって言われてもね．

Ⓑ なるほどね，楽しみですもんね． □ 共感し，理解を示す

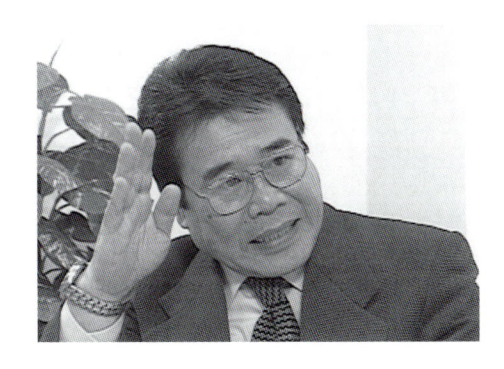

Ⓒ そりゃそうですよ．

Ⓑ 急にやめるのは難しければ，少しずつ控えてみるのはどうですか？ □ クライアントの考えを聞く

Ⓒ いやいやダメだね．続かんよね．

Ⓑ 今までお酒をやめたり，控えたりされたことはありますか？ □ 今までの経験を聞く

Ⓒ あるよ．やったけどダメだね．意志が弱いのかね．1か月くらいは続いたけど，また増えちゃった．

Ⓑ そうですか．1か月も続くなんてすごいですよ． □ 努力をほめる

Ⓒ いや～，でも今はもうダメだよ．

		Check
Ⓑ	お酒は楽しみのひとつだし，今，お酒を控えるのは難しいということですね．	☐ クライアントが否定的になったので，無理強いしない
Ⓒ	そうそう，そうなんですよ．	
Ⓑ	佐藤さんの場合，糖尿病になる危険がありますから，体重を減らした方がいいかもしれませんね．何かできそうですか？	☐ 次の手を一緒に考える
Ⓒ	ん〜…食事を減らすとかですか？	
Ⓑ	ええ，運動をしてみるとか．	
Ⓒ	今，忙しくてそれはできないね．	
Ⓑ	食事の量はどうですか？	
Ⓒ	そうですね，夜は満腹になるまで食べるね．昼間はどうしても忙しくて食べられないじゃないですか．だから夜，栄養をとっとかなきゃいけないかなと思ってるんですよ．	
Ⓑ	体重は定期的に測っておられますか．	
Ⓒ	気の向いたときぐらいですね．	
Ⓑ	じゃぁ，月に一度ぐらいは体重を測って，今より太らないように気をつけてみましょうか．そうしたらこの冊子，後でお読みになって下さい．	☐ できそうなことを提案
Ⓒ	それくらいならね．面倒なことは無理だから．	
Ⓑ	それと健康診断は必ずまた受けて下さいね．糖尿病になっても，早くわかればコントロールしやすいですから．	☐ 最低限必要なことを伝える
Ⓒ	わかりました．	

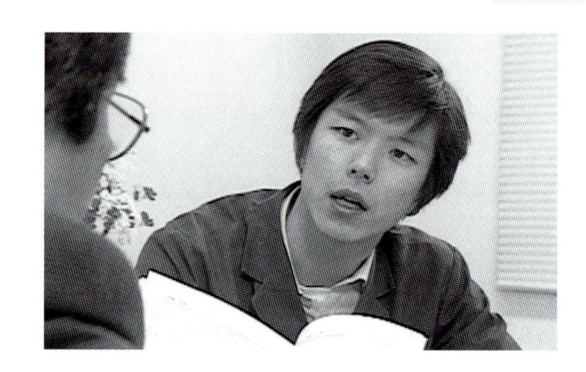

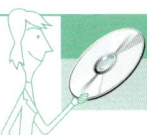

面接場面の解説
やる気のない人への対応

非難をしない
　クライアントにやる気がなくても，これまでの経験や考え方を聞き，共感を示すことが必要です．カウンセラーはつねに感情的にならず，中立的な態度で接することが大切でしょう．クライアントの気持ちに理解しようと努めることで，やる気のなかったクライアントも心を動かすかもしれません．批判や非難は逆効果です．

できそうなことを一緒に探す
　何かできそうなことがないかをクライアントといっしょに考えます．強制的にならないように注意が必要です．

無理強いはしない
　クライアントがカウンセラーの言葉や提案に否定的になったら，そこから先はあまり無理強いしないほうが賢明でしょう．無理強いして悪い印象を与えてしまうと，二度とカウンセリングを受ける気がなくなってしまうかもしれません．

必要最低限のことは伝える
　健康診断は定期的に受けることや，覚えておいてほしい情報はきちんと伝えましょう．話よりもわかりやすい冊子などを活用したほうがよいかもしれません．

いつでも相談にのれるようにする
　気が向いたらいつでも相談にくることができる態勢にしておきましょう．今は無理でも，いつかやろうと思うときがくるかもしれません．そのときは信頼して頼ってくれるように，カウンセリングは気持ちよく終了しましょう．

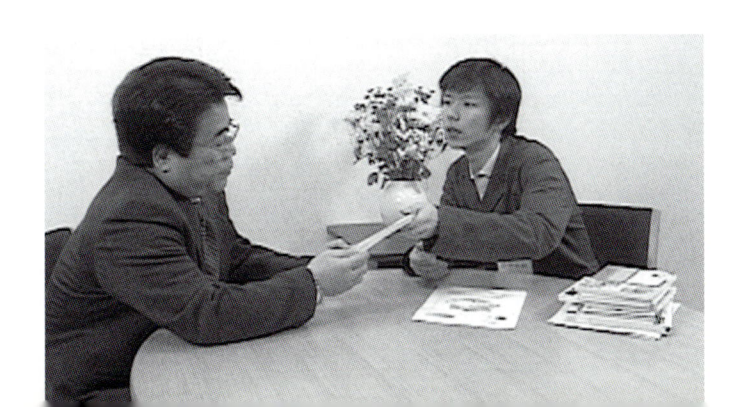

6 やる気のある人には

(1) 次回の面接の予約を入れてもらう.

タイミングをのがさずに次の予約をしてもらいましょう. 最初のうちは, 1週間に1回くらいが望ましいでしょう.

(2) 宿題を出す

たとえば, 減量が目的の人には体重の質問票や食事記録用紙を渡し, 記録をしてもらいます. 次回はそれらをもとに面接を行います. 宿題は, あまり負担にならない程度にしましょう.

食事記録の例

		6 月 27 日 (金)			6 月 28 日 (土)		
		献立	食品名	目安量	献立	食品名	目安量
朝食	時間 8:30 場所 自宅	トースト きな粉牛乳 ブドウ 煮小豆	食パン 1枚 マーガリン 牛乳 200cc きな粉 スプーン大1 ブドウ 半房 小豆 スプーン小3		時間 9:00 場所 自宅	トースト きな粉牛乳 煮小豆 桜桃	食パン 1枚 マーガリン 牛乳 200cc きな粉 スプーン大1 小豆 スプーン小3 桜桃 20粒
昼食	時間 13:30 場所 会社の近所	ざるそば コーヒー	そば 1人前 砂糖 スプーン1 ミルク		時間 13:00 場所 自宅	もりそば 野菜煮物 果物 漬物	そば 1人前 小松菜 ちくわ キンピラ 桃 1個 ラッキョウ 3粒
夕食	時間 21:00 場所 自宅	ご飯 納豆 イワシの煮付 大根おろし 昆布	米 茶碗1 納豆 1 イワシ (小) 3 大根 (フノリ) 昆布のあっさり煮		時間 20:00 場所 自宅	ご飯 ブリ照焼 野菜煮物 味噌汁 コーヒー	米 茶碗1 ブリ 1切 大根 2 にんじん 3 ホタテ 2 わかめ 豆腐 アイスコーヒー (砂糖入り)
飲酒	時間 場所				時間 場所		
間食	時間 15:30 場所 会社	チョコレート ケーキ	チョコレート スプーン小2 小麦粉		時間 15:00 場所 自宅		アイスクリーム (バニラ)

2回目の面接

2回目の面接は，初回面接時に，宿題としてだされた食事記録や体重の経過などを見ながら行います．次の2人のケースは，体重コントロールを目的に目標の設定を行います．

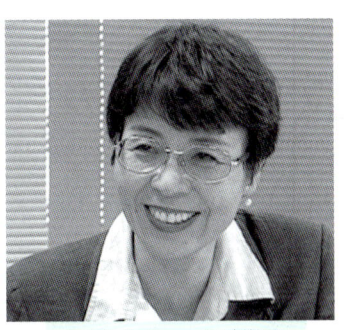

カウンセラー：足達淑子

ケース1

柴田芳明さんは55歳で，工場経営者です．
早朝から夜遅くまで働き，運動する時間がありません．脂肪肝が心配で，医師からも減量をすすめられています．

面接場面（ Ⓓ：カウンセラー〈足達〉，Ⓒ：クライアント〈柴田〉）

（‥食事記録を見ながら）
Ⓒ それはきれいに書いとりますから．
Ⓓ うそなく，ご自分で書かれました？ えらいですね．
　これで大体，おなか一杯になります？
Ⓒ なりますよ．
Ⓓ どのくらいの大きさでしょう？（おにぎりの大きさを確認）
　…じゃあごはんなくてもビールさえあればって，そこまではない？
Ⓒ いや，それでいいとですよ．
Ⓓ そうですか，じゃあお酒を減らすのはきついかもしれませんね．
　…たとえばお肉なら200gぐらい入れちゃってるから，80gずつに減らしてもいいです？
　…腹筋できませんか？
Ⓒ しよったとですけど，あんまり効果ないなと思ったらすぐやめるもんやけんですね．
Ⓓ 1か月ぐらいはしないと効果は… 2日じゃ痛くなるだけですよね．
　…最低，今より絶対太らないということですよね．やせられなくても太らないというのが大事ですよね．

Check
- [ ] 宿題をきちんとやってきたことをほめる
- [ ] 空腹感がなかったなどを確認

- [ ] 好きなビールの制限はあまり無理強いしない
- [ ] できるかどうかを確認しながら目標を一緒に決める

- [ ] やせられなくても今より太らないことが大切であることを強調

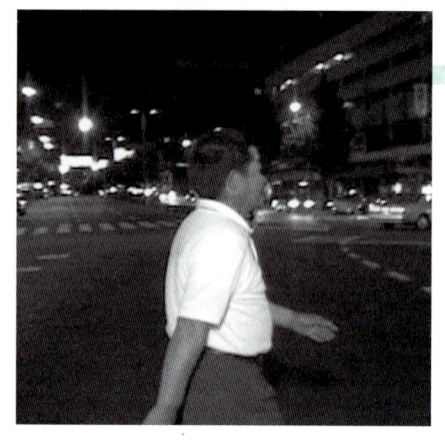

今の生活を見直し，柴田さん自身ができそうなことを目標行動として5つほど決めました．週3日は歩いて帰宅する，ビールは1日850ccまで…など．それができたかどうかを毎日記録することにしました．スタートから3ヵ月，柴田さんは2.6kgの減量に成功．とくに心配だったおなかまわりがすっきりしてきました．

3か月後の結果

	スタート時	3か月後
身長（cm）	158.6	
体重（kg）	68.0	65.4
BMI（kg/m^2）	27.0	26.0
体脂肪率（%）	22.3	20.7
ウエスト（cm）	85.0	83.0

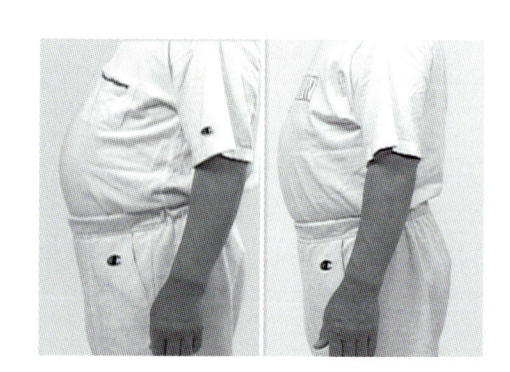

ケース2

　宗像泰子さんは50代の主婦．心臓病などの異常はないものの，血圧が高めということもあって減量をしたいと思っています．

　編物に没頭すると1日中家で過ごしてしまうそうです．料理上手な彼女は食事にはかなり気をつかっています．

面接場面（Ⓓ：カウンセラー〈足達〉，Ⓒ：クライアント〈宗像〉）

（‥食事記録を見ながら）
Ⓓ ご自分の食事でここが問題だな，というところはご自分ではわからない？
Ⓒ わからないですね．
Ⓓ かなり気をつけてる…
Ⓒ と，思います．
Ⓓ 動くところの方が…

Check

🅒 用事がないと出かけたくないほうなんです．
（‥ウォーキングの目標設定をしようとしている）

🅓 …往復30分ですよね．大したことないですよね．できるかもしれませんよね．…どうでしょう？
…無理ならやめときましょう．

🅒 いや，できると思います．

🅓 それから間食は，決めた方がだらだらしないという気がしますけど．週に2回とか3回とか．1日に1回にできます？

🅒 1日1回で…．

🅓 空腹のときはコーヒーでいいですか．これくらいだったらたいしたことないかもしれませんね．
それで，多くても1か月に2kgぐらい減れば，上出来と．1kgは最低減ってほしいな．どうでしょう？

🅒 はい．

Check

☐ 30分のウォーキングができるかどうか，クライアントに判断してもらう

☐ できそうな目標を，できるだけ具体的に設定

☐ 多くても1か月に2kg程度の減量が望ましいことを説明

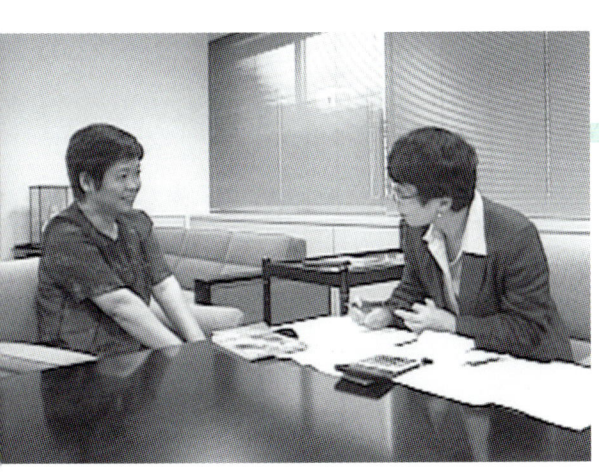

宗像さんは動くところを中心に目標を決めました．
3ヵ月で3.6kg減らし，会う人ごとに若々しくなったと言われています．よく歩くということがすっかり毎日の習慣となりました．

3か月後の結果

	スタート時	3か月後
身長（cm）	149.8	
体重（kg）	55.0	51.4
BMI（kg/m^2）	24.5	22.9
体脂肪率（％）	30.3	25.6

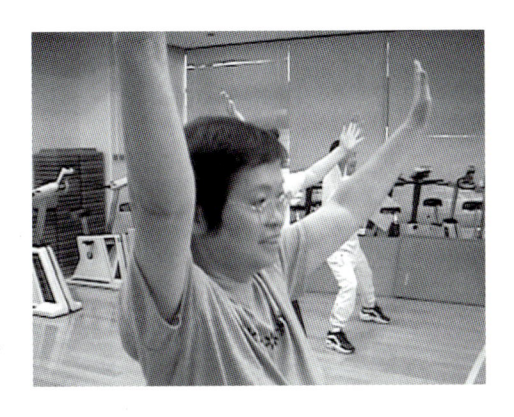

習慣変容のための初回面接　DVD解説書

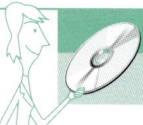

面接場面の解説
2回目の面接

出席したこと，記録したことに注目し評価する

2回目の面接にきちんと出席したこと，また記録は内容にかかわらず，実施してきたという事実を評価します．記録をしてこなかった場合は，難しかったのかもしれません．非難せず受けとめ，どうしたらできそうかを一緒に考えます．

困ったことがなかったかを聞いてみる

体調や気分，困ったことがなかったかなどを尋ねてみます．習慣の改善は長期戦ですから，「ゆっくりと確実に」が原則です．無理がないかどうかを最初のうちに確認しておきましょう．

目標設定は，できそうなことを，具体的に

クライアントが実現可能な，少し努力すれば，7〜8割くらい達成できる目標をたてます．本人が自分でもできそうと思い，効果がありそうと思うことが，継続の意欲を高めます．

また，「ご飯を減らす」とか「間食を減らす」よりも，「ご飯はお茶碗1杯まで」や「間食は1日に1回まで」というように，回数や種類なども具体的にするほうが，実行しやすくなります．

目標を決めるのはクライアントに

目標を実行するのはクライアントです．

無理なくできそうなことを，クライアント自身が決めることができるように上手に誘導します．

習慣が定着するまで見守る

習慣の定着には時間がかかります．前より変化したこと，改善点，自分なりの努力に注目して励まします．目標設定の後も，できれば何らかのかかわりをもち，半年から1年間はクライアントを見守りたいものです．

7 今の指導を見直してみよう

　DVDをご覧になっていかがでしたか．
　初回面接のポイントをおさえて，短時間でも効率のよいカウンセリングを行いましょう．大切なことは，クライアントの努力を認め，やる気を上手に引き出すことです．
　そのためには，「あなたの役にたちたい」という気持ちを伝え，信頼関係を築くことです．

初回面接のPoint

- 指導する前にクライアントの気持ちや考えを聞く
- 準備性を見きわめるための質問をする
- 準備性に応じた指導をする
- 相手の努力ややる気を認める

あなたの現在の指導を振り返ってみましょう

Check
- [ ] クライアントにはいつもにこやかに，穏やかに接している
- [ ] 初対面では，相手の不安を和らげるように気をつけている
- [ ] 名札や名刺を使って，あいさつをしている
- [ ] できるだけ相手の名前を会話のなかで使っている
- [ ] 専門用語を使わずに，相手に合わせてわかりやすく説明している
- [ ] 教育や指導というより，相談にのり援助するように努めている
- [ ] 服装は清潔で派手過ぎないように，気をつけている
- [ ] 香水や口臭もチェックしている
- [ ] 相手が理解したかどうかを，確認しながら話をしている
- [ ] 相手の言葉だけでなく，態度や表情にも気をつけている

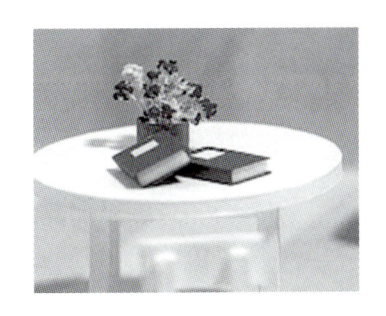

参考図書

1) 足達淑子監修:肥満の食事カウンセリング.女子栄養大学出版部,1992.
2) 足達淑子企画・監修:ビデオ・肥満の行動療法面接.平成10年度厚生科学研究「行動科学に基づいた支援のための方法論の確立と指導者教育養成に関する研究(主任研究者・中村正和)」報告.VSQ,1999.
3) 足達淑子企画・監修:ビデオ・習慣変容のための初回面接.健康行動出版,2005.
4) 足達淑子:行動変容をサポートする保健指導バイタルポイント.医歯薬出版,2007.
5) 足達淑子監修:ライフスタイル療法Ⅰ―習慣改善のための行動療法(第3版).医歯薬出版,2006.
6) 足達淑子:ライフスタイル療法Ⅱ―肥満の行動療法.医歯薬出版,2006.
7) 土居健郎:方法としての面接―臨床家のために―.医学書院,1977.
8) 神田橋條治:精神療法面接のコツ.岩崎学術出版社,1990.
9) カプラン,サドック,グレブ編著/井上令一,四宮滋子監訳:カプラン臨床精神医学テキスト.医学書院MYW,1996.
 (Kaplan, H.L., Sadock, B.J., Grebb, J.A.: Kaplan and Sadock's Synopsis of Psychiatry Behavioral Sciences/Clinical Psychiatry (7th Ed). Williams & Wilkins, Baltimore, 1994.)
10) ミラー,ロルニック著/松島義博,後藤 恵訳:動機づけ面接法(基礎・実践編).星和書店,2007.
 (Miller, W.R., Rollnick, S.: Motivational Interviewing (2nd Ed), Preparing People for Change. The Guilford Press, New York, 2002.)
11) 山上敏子:方法としての行動療法.金剛出版,2007.

索引 INDEX

あ

あいさつ	42, 43, 94, 98
アセスメント	12
ありのまま	12, 23
維持期	50
イメージ	38
意欲	55
医療との関係	30
運動	28
援助	106
おしゃべり	78
オペラント強化	27
オペラント行動	70
思い違い	60
オリエンテーション	42

か

カウンセラー	2
カウンセリング	9
カウンセリングの目的	78
学習	26
課題	64, 82
価値観	22
環境	37, 93
頑固なクライアント	85
感情	67
感情コントロール	9
関心のありか	54
完全癖	86
客観視	38
強化子	70
共感	20, 21, 72, 96, 98, 104, 109
緊張感	40
具体的な言葉	80
具体的な助言	52
クライアント	20
クライアントの理解	46
グレーゾーンの人	100, 103, 106
傾聴	9, 18, 19, 79
ケースレポート	49
結果が思わしくない	73
言語	14, 37
言語コミュニケーション	9

肯定的なメッセージ	24
行動	67
行動アセスメント	24
行動カウンセリング	18, 24, 92
行動科学	9, 26
行動の鎖	26
行動の変化	68
行動変容	2, 3, 10, 28
行動様式	6
行動療法	2, 8, 26, 92
個人情報	30
言葉づかい	43
コミュニケーション	7, 8, 10, 14, 20, 78
コミュニケーションのスキル	9
コミュニケーション不足	84

さ

挫折	86
支援	25
時間	79
時間のマネジメント	47
時間配分	46
しぐさ	14
刺激	9
刺激統制	27
刺激-反応	14, 15, 26
思考	67
自己コントロール	84
自己学習	56
自己主張訓練	8
自己紹介	42, 94
自己判断をするクライアント	85
自己評価	86
自省	73
実行可能な目標	59
実行期	50
実践ツール	52
質問票	58, 68
指導	25
指導スキル	5, 92
社会技術訓練	8
社会資源	30
社会心理	7
社会性	20

117

INDEX

主観的な変化	68
主治医	30
主訴	44
習慣行動	2, 5
習慣変容	28, 86
習慣変容への準備性	50, 53
熟考期	50
準言語	14, 37
準言語コミュニケーション	9
準言語的メッセージ	46
準備期	50
準備性	52, 92, 100, 102, 115
初回面接	115
助言	76
賞賛	70
情報	78, 106
情報提供	57
職業スキル	4
食事	28
人格	22
信頼	17
信頼感	102
信頼関係	5, 75, 115
睡眠	28
スキル	8, 10
スケジュール	60, 65
スタイル	12
ステップバイステップ	58
ストレス	48
ストレス対処	28
生活者	48
生活習慣	5
生活習慣病	24, 28
生活歴	20
せっかち	86
セルフコントロール	4, 12, 24, 70, 93
セルフモニタリング	66, 68
前熟考期	50
全人的な理解	48
全体スケジュール	61
先入観	22
相互関係	74
想像力	14

た
第一印象	38, 42
対人関係	16, 20
対人交流	13
体調	67
脱線	78
段階的変容モデル	50
小さな変化	64
中立的な態度	109
治療方針	30, 31, 65
つまづき	86
洞察力	48
導入	98
閉じられた質問	45
ドロップアウト	64, 88

な
慰め	73
2回目の面接	64, 111
認知	67
ネットワーク	30
望ましい行動	16

は
ハイリスクアプローチ	22
発声のしかた	40
パートナーシップ	17
話し方	40
非言語コミュニケーション	9
非言語(的)メッセージ	37, 46
必要な情報	79
否定的な感情	80
表情	14
開かれた質問	44, 45, 66
不安	48
フィードバック	64
副反応	87
プライバシー	36, 93
プロチャスカ	50
プロチャスカのステージモデル	102
雰囲気	36
ペースメーカー	78

変化のステージモデル …………… 92
保健指導…………………………… 2

ま

身だしなみ ………………………… 38
無理強い…………………………… 108
面接の終わり方 …………………… 60
面接の目的 ………………………… 42
面接場面 …………………………… 92
目標行動 ……………………… 58, 112
目標設定……………… 111, 113, 114
目標選択 …………………………… 59
モティベーション ………………… 64
モデリング学習 …………………… 41
問題解決……………………… 58, 76
問題行動の特定 …………………… 24

や

約束 ………………………………… 75
やる気 ………………… 54, 105, 115
やる気のある人………………… 100, 110
やる気のない人…………… 100, 107, 109
良い聞き手 ………………………… 98
良い変化 …………………………… 70
抑うつ ……………………………… 48
予約 ………………………………… 88

ら

理解力 ……………………………… 56
倫理面 ……………………………… 30
ルールづくり ……………………… 88

欧文

ABCモデル ………………………… 27
Prochaska………………………… 50
TTM（Transtheoretical Model）……… 50

◇「特定健診・特定保健指導」のコツをまとめた指導テキスト！

行動変容をサポートする
保健指導バイタルポイント

情報提供
動機づけ支援
積極的支援

あだち健康行動学研究所 所長
足達淑子 著

B5判・120頁・2色刷
定価2,310円（本体2,200円 税5%）
ISBN978-4-263-72019-6

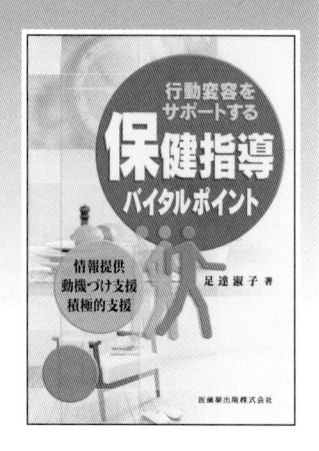

● 平成20年度からの「標準的な健診・保健指導プログラム」では，メタボリックシンドロームに焦点をあてた健診と保健指導が医療保険者に義務づけられた．そこでのキーワードは行動変容とセルフケア推進である．

● 本書では、現場の指導者向けに「情報提供」「動機づけ支援」「積極的支援」という特定保健指導における断層化された指導区分に沿って，行動療法の立場から押さえておきたい必要不可欠なエッセンスをまとめ解説．

本書の目次内容

1章 総論　保健指導を始める前に押さえておきたい基本事項
◇メタボリック症侯群対策では何が一番大切か　◇行動療法とは何か，肥満ではどのようなことをするのか　◇習慣とは何か，なぜ変わりにくいか　◇指導者に共通した悩みとは　◇指導を受ける人の立場や考えはどんなものか　◇習慣が変わるときはどんなときか　◇行動変容に必要なアセスメントとはどういうことか　◇習慣変容にいたる指導の要点とは　◇健康行動が起きるのはどんなとき　◇指導の際意識しておくべき行動の原理とは　◇指導者も刺激のひとつとはどういう意味か　◇情報提供，動機づけ支援，積極的支援を行動モデルで理解するとどうなるか

2章 情報提供
◇情報提供の目的と，行うべきことは　◇行動変容に必要な知識とはどんなものか　◇対象者の関心を喚起し注目させるためには　◇理解を促すためには　◇食の行動特性はどんなものか　◇身体活動（動くこと）の行動特性は　◇休養・睡眠はどうして大切か　◇メタボリック症侯群でおさえておきたい情報提供のエッセンスは

3章 動機づけ支援
◇動機づけ支援の目的は　◇パートナーシップを築くために，心がけることは　◇相手の準備性をどのようにキャッチするか，そのための質問は　◇実行可能な目標行動をたてるには　◇やる気のない人にどうするか　◇さしあたり困らない，健康のイメージがあいまいな人には　◇面倒だからできそうもない，忙しすぎると考えている人には　◇以前にも努力したけれど，効果がなかった人には

4章 積極的支援
◇積極的支援の目的は何か　◇初回面接で，動機づけ支援に加える要素は　◇パートナーシップをより強くするには　◇今後の計画について理解と納得を得るには　◇目標行動を確実に実行させるには　◇目標行動が実施できたかどうかを確認するにはどの時期が適切か　◇導入期としての目安はどの程度か　◇体重測定の頻度は何回がよいか　◇記録が嫌という人にはどうするか　◇達成感を実感させるには　◇がんばりすぎる人にはどうするか　◇たったこれだけと，がっかりする人には　◇くじけそうな場面への対処法は　◇電話をかけるタイミングはどうつかむか　◇その場ではやる気があるというが，実行にいたらない人には

付録 保健指導
標準的な健診・保健指導プログラム（確定版）からの抜粋・引用・解説

● 弊社の全出版物の情報はホームページでご覧いただけます．http://www.ishiyaku.co.jp/

医歯薬出版株式会社　☎113-8612 東京都文京区本駒込1-7-10
TEL. 03-5395-7610
FAX. 03-5395-7611

2008年4月作成.IS

【著者略歴】

足達　淑子
（あだち　よしこ）

1975年　東京医科歯科大学医学部卒業
　　　　東京都衛生局総務部採用
　　　　東京医科歯科大学，都立墨東病院，都立松沢病院で精神医学と感染症の臨床研修
1979年　福岡市衛生局採用，保健所で衛生行政に従事
1981年　九州大学神経精神医学教室で，行動療法の保健活動への適応を研究
1999年　福岡市を退職し，「あだち健康行動学研究所」を開設
2001〜2004年　広島国際大学臨床心理学科教授
2004〜2007年　久留米大学文学部客員教授
現　在　あだち健康行動学研究所長
　　　　医学博士　精神保健指定医　精神科専門医　日本医師会認定産業医

主な著書・訳書

『行動変容をサポートする保健指導バイタルポイント』（医歯薬出版）
『ライフスタイル療法Ⅰ─生活習慣改善のための行動療法』（医歯薬出版）
『ライフスタイル療法Ⅱ─肥満の行動療法』（医歯薬出版）
『臨床栄養別冊　栄養指導のための行動療法入門』（医歯薬出版）
『糖尿病セルフケアガイド』（清野　裕監訳）（医歯薬出版）
『肥満の食事カウンセリング』『女性の禁煙プログラム』（女子栄養大学）
『99％成功するダイエット』（法研）
『行動医学の臨床─予防からリハビリテーションまで（ピース＆ワーデル）』（二瓶社）
『栄養教育論』（丸山千寿子・足達淑子・武見ゆかり編）（南江堂）

行動変容のための面接レッスン
　─行動カウンセリングの実践─
　実例DVD付　　　　　　　　　　　　ISBN 978-4-263-70556-8

2008年9月15日　第1版第1刷発行

　　　　　　　　　　　　　　　　　著　者　足　達　淑　子
　　　　　　　　　　　　　　　　　発行者　大　畑　秀　穂
　　　　　　　　　　　　　　　　　発行所　医歯薬出版株式会社

〒113-8612　東京都文京区本駒込1-7-10
TEL.（03）5395-7626（編集）・7616（販売）
FAX.（03）5395-7624（編集）・8563（販売）
http://www.ishiyaku.co.jp/
郵便振替番号　00190-5-13816

乱丁，落丁の際はお取り替えいたします　　　印刷・M＆Cカンパニー，教文堂／製本・明光社
Ⓒ Ishiyaku Publishers, Inc., 2008.　Printed in Japan　［検印廃止］

本書の複製権・翻訳権・上映権・譲渡権・貸与権・公衆送信権（送信可能化権を含む）
は，医歯薬出版（株）が保有します．
JCLS　＜日本著作出版権管理システム委託出版物＞
本書の無断複写は，著作権法上での例外を除き禁じられています．複写される場合
は，そのつど事前に日本著作出版権管理システム（FAX. 03-3815-8199）の許諾を
得てください．

◇行動療法の理論と実践をつなぐ手引き書！

ライフスタイル療法 I
生活習慣改善のための行動療法 第3版

好評！

■ 足達淑子（あだち健康行動学研究所所長）編

- 難解であるというイメージの「行動療法」を，誰にでも有用であるという意味を込めて，新しく「ライフスタイル療法」という用語を提唱し，健康増進，生活習慣病などのコントロールの方法をわかりやすく解説．
- 第3版では，「睡眠」と「高血圧」を新たなテーマとして加えた．そのほかにも「体重コントロール」を肥満治療ガイドラインとメタボリックシンドロームの診断基準に合わせ内容を見直し，全面的に最新知見を盛り込んだ最新版．

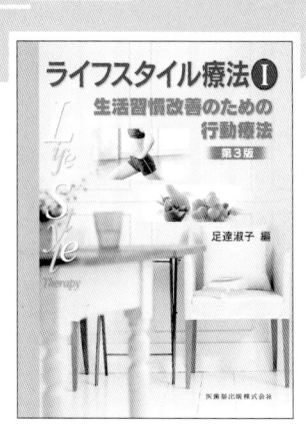

■ 内容構成
1. ライフスタイル療法を始める前に
2. セルフケアを促すカウンセリング
3. ライフスタイルへのアプローチ
4. 病態別のアプローチ

A4変型判・188頁
定価3,150円
（本体3,000円 税5%）
ISBN978-4-263-70335-9

◇行動療法による体重コントロール・減量教育を目指した，指導用実践マニュアル！

ライフスタイル療法 II
肥満の行動療法

好評！

■ 足達淑子（あだち健康行動学研究所所長）著

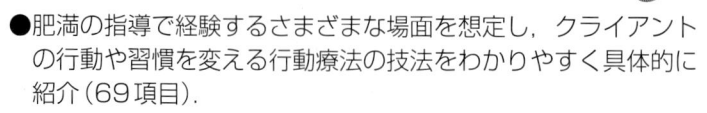

- 肥満の指導で経験するさまざまな場面を想定し，クライアントの行動や習慣を変える行動療法の技法をわかりやすく具体的に紹介（69項目）．
- 肥満治療の最新知見を盛り込み，見開き構成で要点を箇条書きでより実践的に解説．図表・イラスト多用．

■ 内容構成
I. 行動療法に基づいた指導とはどのようなものか
II. 体重コントロールに必要な生理学的な知識
III. 指導を具体化するプログラム作成
IV. 肥満の行動療法の実際
V. 体重維持のための具体的方法
VI. 体重に関連した特別な状況とことがら

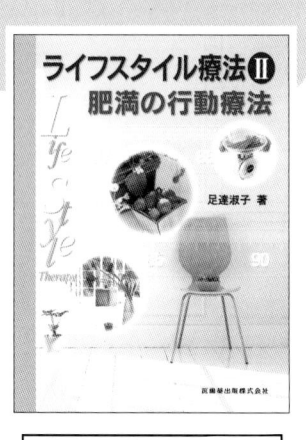

A4変型判・192頁
定価3,360円
（本体3,200円 税5%）
ISBN978-4-263-70486-8

● 弊社の全出版物の情報はホームページでご覧いただけます．http://www.ishiyaku.co.jp/

医歯薬出版株式会社／〒113-8612 東京都文京区本駒込1-7-10
TEL.03-5395-7610
FAX.03-5395-7611

2007年2月作成 TP